ROLAND ROSINUS

Angst ist mehr als ein Gefühl

Roland Rosinus

Angst ist mehr als ein Gefühl

Was meine Angst mich lehren will

Alltagsstrategien zur Angstbewältigung

Mit einem Grußwort von
Doris Wolf

Bibliografische Information der Deutschen Bibliothek
Die Deutsche Bibliothek verzeichnet diese Publikation in der Deutschen Nationalbibliografie; detaillierte bibliografische Daten sind im Internet über http://dnb.ddb.de abrufbar.

Originalausgabe
Ersterscheinungsjahr 2006

REDAKTION:
Verlagsbüro Andrea Stangl
Salzkottener Str. 56, 33106 Paderborn
Tel. (05251) 8 78 46 33
EINBANDILLUSTRATION:
Christian Tölke, Völklingen/Saar
ILLUSTRATIONEN:
Hanno Schneider, Illingen/Saar
EINBANDGESTALTUNG:
Benesch DTP, Doris Benesch
Elisabethstr. 52, 85716 Unterschleißheim
Tel. (089) 3 10 11 42
HERSTELLUNG UND VERLAG:
Books on Demand GmbH, Norderstedt

ISBN 3-8334-4184-4
ISBN 978-3-8334-4184-4

INHALTSVERZEICHNIS

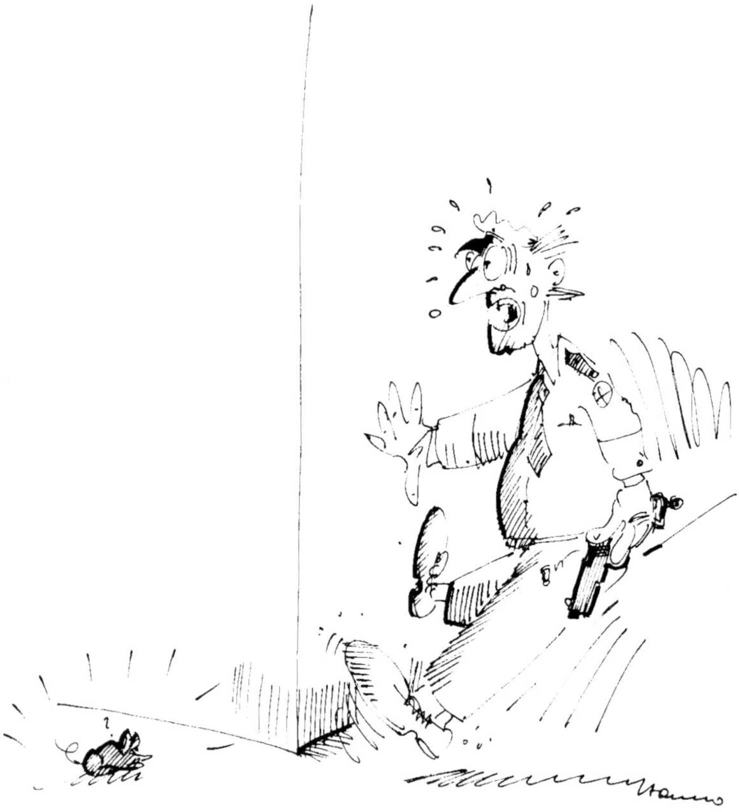

Auch Polizisten haben Angst

Krisen sind gute Zeiten, die Denkanstöße zu Neuem erzwingen.

WINFRIED BAUER

Vorwort des Autors

Nach meiner Erstveröffentlichung »Aus der Dunkelheit ans Licht«[1] möchte ich mit diesem Folgebuch einen weiteren Beitrag zu einem konstruktiven Umgang mit der Angst leisten. Vielleicht kann ich den einen oder anderen Leser[2] ja sogar dazu ermutigen, die Angst aus einem ganz anderen Blickwinkel zu betrachten, als er/sie es bisher gewohnt war.

Mein zweites Buch schildert weitere, ganz persönliche Erfahrungen meiner Angstbewältigung. Lies es zunächst einmal ganz; danach empfehle ich das Lesen eines Kapitels pro Tag mit vertiefter Auseinandersetzung.

Ermuntert wurde ich zu diesem Buch durch die vielen positiven Briefe und Emails, die ich nach Erscheinen meines ersten Buches erhalten habe. Seitdem halte ich auch Vorträge, bei denen ich mit meinen Zuhörern eine enge Tuchfühlung habe. Ich bin überzeugt: Bei solchen Vorträgen können beide, der Vortragende und seine Zuhörer, im gleichen Maße profitieren. Möglicherweise sind die Vorträge ein Stück weit noch eigene Bewältigung ...

Noch einmal möchte ich darauf hinweisen: Ich bin kein Therapeut oder Wissenschaftler und möchte auch gar keiner sein. Ich würde mich eher als jemanden bezeichnen, der sensibel ist, recht gut analysieren und zuhören kann und zu den Dingen, die auf der Welt und im Alltag geschehen, eine eigene Meinung hat. Die meisten Aussagen in diesem Buch sind eigene Erfahrungen und Ansichten. Gemäß dem Motto »Besser eine eigene Meinung als keine« weiß ich aber auch, dass

---

[1] Siehe Anhang: *Bisher vom Autor erschienen*

[2] Der Einfachheit halber verwende ich diese grammatische Form für beide Geschlechter.

viele Wege nach Rom führen. Ich fordere die Leser geradezu auf, ihre eigene Meinung zu haben und sich nicht nur auf einen Autor einzulassen, auch wenn ich es als normal betrachte, wenn man seine favorisierten Autoren gern zu Leitfiguren macht.

Ich darf an dieser Stelle allen danken, die dieses Buch entstehen ließen, die mir mit Freude und ohne zu zögern geholfen haben.

Dort, wo ich keine eigenen Aussagen mache, habe ich sorgfältig recherchiert oder bin auf Aussagen gestoßen, die ich so wertvoll fand, dass ich sie für dieses Buch verwendet habe: kleine Geschichten, Anekdoten, Traumreisen, Geschichten, die mir erzählt wurden.

Ich duze meine Leser, nicht weil ich für das Kumpelhafte bin, sondern weil ich Nähe schaffen möchte ...

ROLAND ROSINUS

Leitspruch meiner Homepage:

»Jeder Mensch hat seine eigene Geschichte.
Hüte dich davor, zu schnell zu urteilen,
wenn du diese Geschichte nicht kennst ...«

Grußwort

Mit seinem zweiten Buch ist es dem Autor gelungen, zum einen Einblick in seine persönliche Weiterentwicklung zu geben, zum anderen nimmt er seine Leser an die Hand und begleitet sie ein Stück ihres Weges aus der Angst. Dadurch, dass er immer wieder seine eigenen Erfahrungen mit einbindet, wirkt das Buch authentisch und macht dem Leser Mut, sich ebenfalls mit sich selbst zu konfrontieren. Alle Stationen auf dem Weg aus der Angst, beginnend mit der Diagnose, den Symptomen, über die Suche nach dem richtigen Therapeuten und der stationären Behandlung sowie mögliche hilfreiche und schädliche Reaktionen des Partners und der Freunde werden ausführlich besprochen.

Besonders hilfreich sind ein Interview mit der Angst, die größten Irrtümer der Angstbewältigung und die vielen konkreten Tipps zur Angstbewältigung.

Immer wieder wird der Text durch Gedichte und Geschichten aufgelockert.

Der Autor geht in seinen Hilfestellungen weit über die reine Angstbehandlung hinaus. Er vermittelt dem Leser, wie seine Angst mit seinen generellen Lebenseinstellungen, seinem Alltagsverhalten und seiner Ernährung verknüpft ist. Ja, er geht sogar so weit, dem Leser eine positive Sicht seiner Angst, nämlich als Helfer und Freund, vorzuschlagen.

Wer bereit ist, sich einzulassen, kann mit Hilfe dieses Ratgebers eine völlig neue Sicht von sich und seiner Angst gewinnen. Er kann sie als Chance sehen lernen, sein Leben neu zu überdenken und zu gestalten.

DORIS WOLF
Therapeutin in Mannheim
und Autorin

Wer seine Krankheit verheimlicht, kann keine Heilung erwarten.
ÄTHIOPISCHES SPRICHWORT

Wie alles begann ...

Eine kurze Zusammenfassung des Buches »Aus der Dunkelheit ans Licht«

Ich möchte meinen Lesern gerne die Möglichkeit geben, gedanklich an das Buch »Aus der Dunkelheit ans Licht – wenn Angst zur Krankheit wird« anzuknüpfen, um sie auf »Ballhöhe« zu bringen.

»Aus der Dunkelheit ans Licht« habe ich in der Absicht geschrieben, andere angstkranke Menschen zu ermutigen und sie zu motivieren, eine neue, *positive* Lebensqualität zu finden. Meine eigenen Erfahrungen mit der Krankheit erlauben es mir, mich sensibel in solche Menschen zu versetzen und ihre Sprache zu sprechen. Viele Menschen kennen den Zustand krankhafter Angst, viel zu viele. Angst, die einem die Kehle zuschnürt und intensive Gefühle bis hin zur Todesangst hervorruft. Betroffen sind sogar junge Menschen und alle Berufsgruppen; Fachleute sprechen von jedem Zehnten. Und die Krankheitszahlen sind im Steigen begriffen (siehe Kapitel *Angst – ein paar Infos*). Mir ist es gelungen, dem »Schreckgespenst Angst« zu entrinnen und heute ein Leben fast ohne Einschränkungen zu führen.

Wir werden die krankhafte Angst nie begreifen, wenn wir nicht verstehen, dass sie eigentlich unser Freund ist. Sie hat eine Funktion und will uns etwas Wichtiges sagen. Ich zum Beispiel war ziemlich perfektionistisch, wollte mit jedem gut auskommen, war auf der Suche nach Anerkennung, innerlich aggressiv, konnte meine Bedürfnisse nicht benennen und hatte einen ziemlich weit verbreiteten Sprachfehler: Ich konnte nicht »Nein« sagen.

Und dennoch – ich wollte meine Lebensqualität wiederhaben. Das war meine Motivation, ganz einfach! *Einfach???* Oh nein, harte Arbeit, tägliches Üben, Stillstände, Rückschritte, Tränen, Deprimiert-Sein. Nach Monaten der Todesangst und der Verzweiflung begann ich mir Gedanken über meine Heilung zu machen. Ja, Heilung – denn sie ist möglich! Mit viel Geduld begann ich, meine Angst als Freund auf Zeit zu akzeptieren, hörte ihr zu und sprach mit ihr. Gleichzeitig nahm ich fachliche Hilfe in Form einer Verhaltenstherapie an. Ich sah mehr und mehr die Realität, reduzierte meine Erwartungen und setzte mir kleinere Ziele. Ich arbeitete an meinem Ich-Bild mit positiven Affirmationen und überprüfte Einstellungen, die mir das Leben schwer machten. Das Ich-bin-nicht-gut-genug-Syndrom wich langsam, aber stetig.

Ich bannte Schuldgefühle aus meinem Leben, verzieh, heilte damit alte Wunden. Ich pflegte wieder meine Beziehungen zu meiner Familie und den Freunden meiner Umgebung, hatte Spaß, konnte wieder lachen. Ich betete und glaubte nicht nur, sondern war überzeugt, geistig geführt zu werden, behütet zu sein.

Woran ich noch gearbeitet habe, ist meine Selbstsicherheit. Doch Vorsicht – dem sozialen Umfeld schmeckt eine Verhaltensänderung nicht immer.

Dennoch bin ich heute nicht »Supermann«. Ich habe meine Fehler, überlaste mich zuweilen immer noch oder gehe mit dem Kopf durch die Wand. Und doch – ich merke im Gegensatz zu früher ziemlich schnell, wenn ich mal wieder den falschen Weg eingeschlagen habe. Und das ist gut so! Versuchen, zu sich und seinem Verhalten auf Distanz zu gehen, inne zu halten und sich selbst über die Schultern zu schauen, gegebenenfalls eine Richtungskorrektur des Verhaltens vorzunehmen. Hilfreich ist auch der Gedanke: *Was würde ich in diesem Falle einem guten Freund raten?* Die vorgenannten Maßnahmen scheinen richtig gewesen zu sein; schließlich geht es mir wieder gut. Doch ich weiß: Angst hat tausend Gesichter, und jeder hat eine etwas andere Geschichte. Mag die meinige zumindest mithelfen, ein paar Denkanstöße zu geben.

Da ich den Herrn suchte, antwortete er mir und errettete mich aus aller meiner Furcht.

PSALM 34,5

Wie geht es mir heute?

Oft werde ich von Zuhörern bei Vorträgen oder am Telefon gefragt, ob ich denn nun auch wirklich geheilt, also komplett frei von Ängsten sei.

Nun – ich wäre unehrlich, würde ich behaupten, ich hätte mit Ängsten »nichts mehr am Hut«. Ich denke, vollkommen angstfrei zu leben wäre wohl auch nicht erstrebenswert, denn immer noch hat die Angst als Gefühl eine wertvolle Schutzfunktion.

Eine geringe Restangst ist noch da. Immer, wenn ich sie auch noch verscheuchen will, wehrt sie sich und wird stärker. Was ich verdrängen will, drängt eben. Das akzeptiere ich mittlerweile. Mir ist eher wichtig, wie ich damit umgehe. Betrachte ich die Restangst als eine Art Wachtposten, der sofort reagiert, wenn aus einer Aufgabe wieder drei werden, die Termine stark zunehmen und ich insgesamt wieder in alte Gewohnheiten verfalle, kann ich mich sehr gut mit dieser verbliebenen Angst arrangieren.

Ängste sind uns anerzogen worden, und wenn wir wollen, können sie wieder aberzogen werden.

KARL A. MENNINGER

Angst – ein paar Infos

Die Zahl hält sich ganz hartnäckig: Jeder Zehnte in Deutschland soll angsterkrankt sein. Ich bin ganz ehrlich: Mir ist egal, ob jeder Neunte, Zehnte oder Elfte erkrankt ist. Tatsache ist: Es sind zu viele! Und die Zahl steigt stets an! Dabei ist die Palette sehr vielschichtig. Wenn uns Angst vor Fröschen, Clowns, Fleisch oder der Schwiegermutter auch eher ein Schmunzeln auf die Lippen bringt, so sind es doch Ängste, und wir sollten akzeptieren, dass für den jeweiligen Menschen, den es betrifft, die Sache sehr ernst sein kann.

Ganz aktuell aus dem Gesundheitsreport 2005 der Deutschen Angestellten Krankenkasse (DAK)[3]

- Anstieg psychischer Erkrankungen von 1997 bis 2005 um 70 %
- Bei den 15- bis 34-Jährigen hat sich die Zahl der Erkrankungen mehr als verdoppelt.
- Jeder siebte Berufstätige ist oder war wegen psychischer Probleme in Behandlung.
- Besonders auffällige Branchen mit vielen Fehltagen wegen psychischer Erkrankungen sind die Öffentliche Verwaltung, das Gesundheitswesen selbst (!), Bildung, Kultur, Medien, Banken und Versicherungen. Dies bedeutet, dass die Beschäftigten in diesen Berufszweigen einem erhöhten Risiko unterliegen, an einer psychischen Störung zu erkranken.

[3] DAK-Report 2005

- »Angststörungen und Depressionen, insbesondere bei jungen Menschen, sind auch Zeichen wirtschaftlicher Unsicherheiten«, so der Vorstandschef der DAK, Dr. Herbert Rebscher.
- Andere Kassen, z.B. die BKK mit über sechs Millionen Versicherten, bestätigen eine Verdoppelung der Patienten mit Angsterkrankungen in den letzten Jahren.

Dazu eine persönliche Anmerkung:

In einem Punkt gebe ich allerdings Herrn Dr. Rebscher von der DAK nicht Recht: Er spricht im Zusammenhang mit Ängsten und Depressionen von der »Volkskrankheit der Zukunft«. Ich meine, bei solch drastischen Steigerungen der Zahlen wäre wohl eher von einer bedrückenden »Volkskrankheit der *Gegenwart*« zu sprechen.

Immer nur die Zahlen zu erheben und darüber zu jammern, wie viel die Erkrankungen kosten, reicht auf Dauer nicht aus. Vielmehr sollte etwas an dem Grundübel getan werden – Stichwörter *humane Schule* und *Arbeitswelt.* Auch *soziale Kompetenz* ist ein wirklich schöner Begriff mit vielen guten Lösungsansätzen. Oder reden wir nur darüber?

Aus dieser dramatischen Entwicklung kann ich nur die Forderung ableiten, psychische Krankheiten zu enttabuisieren, denn mit Tabus und Abschieben auf die lange Bank können diese Probleme nicht gelöst werden.

Anbei ein paar weitere interessante Informationen zum Thema Angst

1. Es kann jeden treffen, unabhängig von Bildung, Status oder Geldbeutel: egal ob Kinder (Schule, Missbrauch, Eltern, Gruppendynamik, z.B. Hänseleien), Jugendliche (Schule, Pubertät), ältere Menschen (Trauer, Alleinsein, Hilflosigkeit, Krankheit); der Lehrer kann genauso betrof-

fen sein wie die Krankenschwester, der Polizist, der Rettungssanitäter oder der Regierungsdirektor, der darunter leidet, ständig Entscheidungen treffen zu müssen, die er innerlich eigentlich nicht tragen kann.

2. Es scheint mir, dass die Personengruppe ab 40 stark betroffen ist. Vielleicht sondieren gerade Menschen um die 40 ihr bisheriges Leben, fragen sich, »ob das alles war« und wie sie gerne weiterleben möchten, und machen eine Art Bestandsaufnahme.
3. Depressionen und Ängste können für sich stehen oder sich vermischen. Oft weiß der Betroffene selbst nicht, was zuerst da war ... wozu auch? Eine Diskussion wie die über die Henne und das Ei ...
4. Ängste können auch mit traumatischen Erlebnissen verbunden sein.
5. Oft rennt der Angstbetroffene von Arzt zu Arzt. Einem Bericht der *Saarbrücker Zeitung* zu Folge dauert es durchschnittlich 10 Jahre, bis der Patient die gesicherte Diagnose »Angsterkrankung« bekommt. Sofern er dann kein Akutfall ist – so der Artikel weiter – dauert es etwa weitere 6 Monate, bis er einen geeigneten Therapeuten findet, der auch Zeit für ihn hat. Schlussfolgerung daraus: Es gibt zu wenig Therapeuten!
6. Es wird geschätzt, dass die Kosten für die Wirtschaft durch Angsterkrankungen inzwischen in die Milliarden gehen.

Angst – ein Gedicht

Angst – ein Wort, das uns erstarren lässt.
Es macht uns klein – es hält uns fest!
Angst – schützt uns vor Gefahren,
doch wird sie uns davor bewahren?
Angst – sie lässt uns oft den Mut verlieren,
neue Wege auszuprobieren.
Angst – dahinter wir uns oft verstecken,
damit andere unsere Angst ja nicht entdecken.
Angst – verdunkelt unsere Seelen,
mutlos wir uns dann durchs Leben quälen.
Mut – dies' Wort der Schlüssel ist,
das Tor der Angst sich damit öffnen lässt!
Mut – durch ihn wir in Bewegung kommen,
durch ihn wird der Sieg über die Angst begonnen!
Mut – er lässt uns stark und offen werden,
Angst – wird unser Leben nicht mehr gefährden!
Mut – uns aus der Angst befreit,
Offenheit – hält ein neues Leben für uns bereit.
Mut und Offenheit nun unser Leben neu bestimmt,
diese Gefühle der Angst die Bedrohung nimmt!
Mut und Angst – zwei Worte in unserem Leben,
mit ihnen wir uns auf schmalem Grad bewegen.
Doch es liegt an uns, wer dabei gewinnt
und unser Leben dann bestimmt.
Denn will ich frei gestalten ohne Angst mein Leben,
dann muss ich meinem Mut eine Chance geben!!!

MARLIES WANK

Leiterin der Angstselbsthilfegruppe
»Die Muthasen«, Bensheim

Der Himmel kommt niemals dem zu Hilfe, der selbst nichts tut.
SOPHOKLES

Meine Sicht der Angst

Mein eigener Umgang mit der Angsterkrankung, viele Gespräche mit Betroffenen und ihren Angehörigen sowie meine Vorträge mit den anschließenden Diskussionen machten mir immer deutlicher, woran es bei der Angstbewältigung am meisten hapert: am Umsetzen des theoretischen Wissens über die Angst in die tägliche Praxis, also in das Handeln im Alltag.

Viele »Angsthasen« sind in der Regel sehr belesen, schauen sich Fernsehsendungen an, hören Vorträge, machen Entspannungskurse und dennoch: das Umsetzen der Theorie in die Praxis tut weh. Wenn da bloß nicht diese blöden und unangenehmen Symptome der Angst wären! Wir können uns aber nicht einbilden, all diese Verhaltensmuster, die über Jahre gereift sind, zögen sich einfach so zurück, nur weil wir jetzt plötzlich *handeln* wollen.

Viele Betroffene halten immer noch mit der Angst hinter dem Berg. Sie schämen sich, sehen sich als die »Familienschande«, befürchten berufliche Sanktionen oder haben Bedenken, einfach nur abgestempelt oder verspottet zu werden.

In diesen Worten können wir schon viele Lösungsansätze erkennen. Wir müssen nur genau hinschauen.

Angst *ausschließlich* mit Medikamenten und einer Verhaltenstherapie, die sich rein mit den Angst auslösenden Situationen oder Orten beschäftigt, zu Leibe rücken zu wollen wäre in etwa so, als wollten wir Kirschen ernten, ohne vorher einen Baum gepflanzt zu haben.

Vielmehr wären ein paar konstruktive Fragen notwendig:

- Was steckt hinter der Angst?
- Bin ich in meinen Beziehungen glücklich?
- Worin bestehen meine Bedürfnisse und Wünsche?
- Stimmt meine Kommunikation? (Kann ich *ausdrücken*, was ich will oder nicht will, worin meine Bedürfnisse und Wünsche liegen?)
- Mag ich meinen Beruf?
- Gehen meine Mitmenschen mit mir so um, wie es meine Aura nach außen erlaubt?
- Wie gehe ich mit mir selbst um?
- Mag ich mich?
- Mag ich auch meine negativen Eigenschaften?
- Lebe ich mein eigenes Leben oder bin ich »fremdgesteuert«?
- Mag ich mein Erscheinungsbild?

Wenn ich die Angst *be*-greifen will, wird es sehr hilfreich sein, mir Gedanken zu diesen Fragen zu machen.

Viele Bücher und psychologische Ratgeber, die Tausende von Seiten füllen, könnten auf einen einzigen gemeinsamen Nenner gebracht werden: *Wir wollen geliebt und anerkannt werden.* Ist ja auch im Grunde in Ordnung so. Nur – wie stark verbiegen wir uns im Alltag, um dieses Ziel zu erreichen? Wie konform sind wir mit der Gesellschaft, unseren Chefs, unseren Freunden und Partnern, nur um geliebt zu werden? Wie schmerzlich ist es für uns, wenn sich jemand von uns abwendet, nur weil wir uns nicht so verhalten, wie der andere es möchte! Plötzlich spüren wir den Gegenwind, der uns ins Gesicht bläst!

Sicher, das Leben besteht oft aus Kompromissen. Aber – *wir* entscheiden doch, ob ein Kompromiss faul ist oder konstruktiv! Und ist die Aussicht, geliebt zu werden, obwohl ich so bin wie ich bin, nicht wunderbar? Selbst wenn ein paar

Menschen dann gehen – ich bin überzeugt, es werden dafür neue wichtige Menschen in dein Leben treten. Sei mutig und öffne dich für neue Erfahrungen! Vor allen Dingen: Sei ein bisschen netter zu dir selbst!

In diesem Sinne möchte ich das Buch denjenigen widmen, die, im positiven Sinne, »die Schnauze voll haben« und sich auf den Weg ins Abenteuer Leben begeben. Möge es ein kleiner Wegbegleiter bei dem Unterfangen sein, den Schritt von der Theorie in die Praxis etwas gangbarer zu machen.

> Reicht es aus, dass man gelernt hat, Auto zu fahren, oder sollten wir auch nachsehen, was unter der Motorhaube ist? Die meisten Menschen kommen durchs Leben, ohne das je zu wissen.
>
> JUNE SINGER

Angst – Beispiele, Symptome und Abgrenzung

Welche Ängste treten häufig auf und welche Symptome machen sich bemerkbar? Allein das Vorliegen gelegentlicher Ängste und das Auftreten von verschiedenen Symptomen machen noch keine Angsterkrankung aus. Wo ist die Grenze zur »natürlichen« Angst?

Beispiele:

- Angst vor dem Schlangestehen im Kaufhaus, z.B. dort umzufallen
- Angst, mit oder vor anderen zu essen
- Angst vor dem Symptom Zittern (»Wenn das jemand merkt!«)
- Angst, Fehler zu machen
- Angst, vor Menschen zu reden
- Angst, bei anderen Menschen nicht gut anzukommen

Nicht selten liegt das Kernproblem bei diesen sozialen Ängsten in der Überlegung »Was denken die anderen über mich?«

Oft haben diese Ängste aber auch mit dem Problem zu tun, nicht im Mittelpunkt und in der Aufmerksamkeit anderer stehen zu wollen. »Ich bin hilflos ausgeliefert«, »ich mache Umstände, wie schrecklich!«

Weitere Beispiele:

- Angst vor der Zukunft
- Angst vor schlechten Nachrichten, z.B. Teuerungen
- Angst im Berufsleben

- Angst vor Geldmangel / sozialem Abstieg
- Angst, kein(e) gute(r) Mutter/Vater zu sein

Häufige Tabuthemen:

- Angst vor Beziehungen
- Angst, sich jemandem anzuvertrauen: er/sie könnte alles weitererzählen
- Angst vor Sexualität
- Angst vor dem Tod

Wie eingangs erwähnt, wäre es unpassend, schon bei gelegentlichem Vorliegen einer der genannten Ängste und ein paar passenden Symptomen bereits von einer Angsterkrankung sprechen zu wollen.

Hinzu kommen ein paar grundsätzliche Merkmale, die darauf hinweisen, dass Angst zur Krankheit geworden ist:

1. wenn sie in objektiv ungefährlichen Situationen auftritt
2. wenn sie zu lange, zu häufig und zu stark ist
3. wenn ich die Kontrolle verliere und nicht mehr handlungsfähig bin
4. wenn ich stark darunter leide
5. wenn sich für mich und meine Angehörigen viele Lebenseinschränkungen ergeben
6. wenn sich alles nur noch um die Angst dreht und alle Termine auf ihren Angstgehalt »abgeklopft« werden.

Die sicherste Entscheidung, ob Angst im Sinne einer Erkrankung vorliegt, liegt immer beim Fachmann, also beim Arzt oder Psychotherapeuten.

Beispiele für die Vielfältigkeit körperlicher Symptome bei Angst und Panik

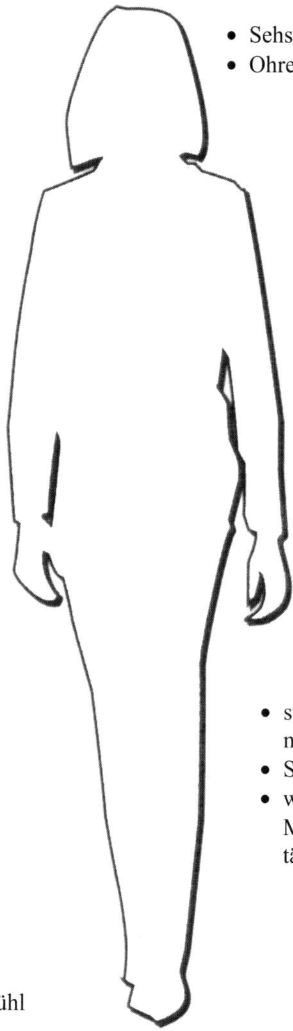

Quelle: *daz – Dt. Angst-Zeitschrift*, Nr. 22/2002; Grafik: m. siegk

Wenn du nicht weißt, wohin du gehst, wirst du wahrscheinlich dort ankommen, wohin du nicht wolltest.

LAURENCE JOHNSTON PETER

Ich kämpfe gegen die Angst, ich will sie besiegen ...

Die meisten Menschen, die von Angst betroffen sind, möchten sie gerne so schnell wie möglich wieder loswerden. Sie bekämpfen sie, betrachten sie als Staatsfeind Nr. 1, den es zu besiegen gilt.

Erinnere ich mich an meine erste Panikattacke, so sind zwei Gedanken markant: 1. »Was war das, bin ich jetzt schlimm krank?« und 2. »So etwas will ich nie mehr erleben!« Genau diese Angst auslösenden Gedanken setzen die Ursache für die nächste Attacke. Wenn ich sie nicht unterbreche, befinde ich mich ziemlich schnell in dem Kreislauf der *Angst vor der Angst*, d.h. ich fürchte nicht nur die Situationen, die mir Angst einjagen, sondern vor allem die unangenehmen Symptome der Angst.

Wie aber kann ich den Kreislauf der Katastrophengedanken (»Bestimmt geschieht was ganz Schlimmes!«) stoppen und wieder verlassen? Hilfe geben z.B. Stopp-Sätze (möglichst laut!), Sport treiben (Körpervertrauen), Bücher, die helfen, Angst besser verstehen zu lernen, oder Beten – je nach Neigung. Grundvoraussetzung ist jedoch zunächst die Akzeptanz der Angst als etwas, das seine Daseinsberechtigung hat, und entsprechend die Einsicht in die Notwendigkeit, ihr zuzuhören, denn sie will mir etwas sagen. Erforderlich sind insofern eine andere Einstellung zur Angst und die innere Bereitschaft, etwas an meinem Leben zu ändern. Dabei gilt – ich kann es nicht oft genug wiederholen – Geduld statt Perfektion und Gelassenheit (hier: Leichtigkeit) statt Verbissenheit.

Nun – ich persönlich weiß jetzt, wie wichtig es ist, die Angst zu akzeptieren, seit ich begriffen habe, dass sie eine Funktion hat.

Du wirst sehen: Sobald du an den Punkt gelangst, an dem du die Angst als eine Freundin und nicht als eine Feindin betrachten kannst, machst du plötzlich riesige Fortschritte.

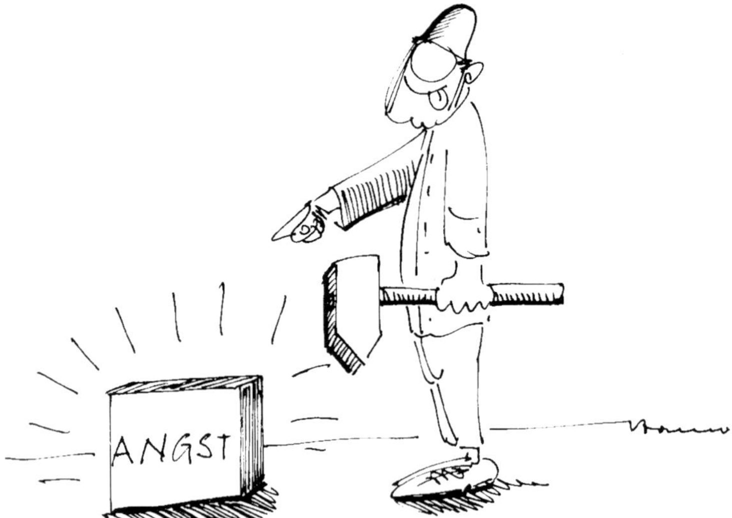

Ich will die Angst besiegen

Ein Leben der Reaktion ist ein Leben in Sklaverei
– spirituell und intellektuell. Für ein Leben des aktiven Handelns
– statt des passiven Reagierens –
muss man kämpfen.
RITA MAE BROWN

Das Gespenst

Die Geschehensabläufe bezüglich Angst auslösenden Situationen kann ich am besten am Bild eines Gespenstes erklären. Es zeigt auch sehr gut, wie du die Angst vor der Angst unbewusst aufrecht erhältst ...

Stell dir vor, dir erscheint ein Gespenst, eines von der Sorte, das so richtig Spaß am Herumspuken hat. Es will die Leute erschrecken, sich an ihrem Zittern, dem Angstschweiß, der Panik und dem Herzrasen ergötzen, den entsetzt aufgerissenen Augen und den vor Angst erstarrten Gliedmaßen. Dieser Anblick erfüllt das Gespenst mit einem Glücksgefühl, denn es ist ein überaus gemeines Gespenst, nur dazu geschaffen, andere zu erschrecken und Angst zu verbreiten. Je mehr ihm das gelingt, umso gemeiner und einfallsreicher wird es in seinen Bemühungen, Schrecken zu verbreiten. Die Reaktionen seiner Opfer spornen es so richtig an.

Und nun stell dir vor, du spielst nicht mit. Das Gespenst macht pausenlos »Uuuuh!« und es macht dir nichts aus! Du lachst ihm einfach ins Gesicht. So lange, bis es merkt, dass alle weiteren Bemühungen erfolglos wären.

Statt vor Angst zu erstarren, hast du agiert und ihm damit den Wind aus den Segeln genommen: Das Spuken hat ihm keinen Spaß mehr gemacht.

In vielen Stadien einer Angsterkrankung ist es leider so, dass die Betroffenen erstarren und eben nicht mehr handlungsfähig sind. Dies verhindert eine aktive Angstbewältigung und führt langfristig zu Resignation und Hoffnungslosigkeit.

»Was soll ich nur tun?« und »Das geht nie mehr weg« sind die typischen Äußerungen.

Es ist enorm wichtig, den Kreislauf der Angst vor der Angst zu durchbrechen. In Bezug auf unser Gespenst heißt das aber nicht etwa, es mit Prügeln davonzujagen, sondern ihm mit Humor und Bestimmtheit gegenüber zu treten – dann geht es von alleine.

Probier es einfach mal anders. Sobald eine »Gespenst-Situation« auftritt, lach sie einfach aus!

Nie aufgeben, immer weiter ...
OLIVER KAHN

Angstbewältigung? Fang endlich damit an!

An anderer Stelle habe ich bereits angedeutet, was passieren kann, wenn ich den Weg von der Theorie in die Praxis antrete: Es tut weher als vorher! Die alten Gewohnheiten proben den Aufstand. »Das hast du mir aber jahrelang anders gesagt« und »Das glaube ich dir nicht; ich bin misstrauisch und wehre mich mal vorsichtshalber.« Die meisten Angstbewältiger gehen ab diesem Punkt wieder auf Rückzug. Dabei gilt es »nur«, wie beim Joggen den letzten steilen Anstieg, die letzte Hürde zu nehmen, bevor sich eine Besserung (gerade Strecke) einstellt. Wenn man das weiß – und ich garantiere es dir – können sogar Steigungen Spaß machen.

Es gilt, seinen Weg weiterzugehen. Wenn ich ihn nicht weitergehe, kommt das einer Resignation gleich.

Als ich genau vor dieser Situation stand, erinnerte ich mich an eine Episode aus meiner Grundschulzeit. Unser damaliger Klassenlehrer diktierte uns eine Geschichte und meinte bedeutungsschwanger: »Wer weiß, ob ihr diese Geschichte nicht einmal für euch persönlich brauchen könnt.« Er sollte Recht behalten – wenn auch mit einer beachtlichen zeitlichen Verzögerung von 35 Jahren. Und so lernte ich die Geschichte von den zwei Fröschen kennen ...

Die Geschichte von den zwei Fröschen

Zwei neugierige Frösche fielen auf einem Bauernhof in einen Eimer mit frischer Molke. Alle Versuche, den Rand zu erklimmen und den Eimer zu verlassen, schlugen fehl.
So blieb ihnen nichts anderes übrig, als um ihr Leben zu schwimmen. Die Zeit verging. Bald darauf sagte der eine Frosch: »Aus, es hat keinen Sinn, ich gebe auf!« Er stellte seine Bemühungen ein und ertrank.
Der andere war darüber zwar sehr traurig, sagte sich aber immer wieder: »Solange mich meine Schenkel tragen und Kraft haben, gebe ich nicht auf.« Er schwamm weiter ... Und seine Ausdauer sollte schon bald belohnt werden. Nach einer Weile hatte er aus der Molke Butter geschlagen und konnte bequem aus dem Eimer aussteigen. Sein Wille und seine Hoffnung hatten ihn gerettet.

Sei wie der zweite Frosch, und zwar immer wieder. Du entscheidest dich damit schlicht und einfach für das Leben.

Irgendwann kommt jeder zwangsläufig an den Punkt, an dem er erkennt, dass er an seine Grenze gekommen ist. Diese Grenze kann sehr nützlich sein: Ich erkenne jetzt genau, wie wichtig ich selbst für meine Angstbewältigung bin. Ich nehme ab sofort das Ruder in die eigene Hand. Ich bestimme, wo es lang geht. Ich übernehme die Verantwortung für mein Handeln.

Handeln? Ach ja, so weit sind wir ja noch gar nicht. Deshalb besänftige zunächst deine Angst:

»Du bist bei mir, ich spüre deine Gegenwart, aber ich brauche dich in dieser Situation nicht., leg dich wieder schlafen, zieh dich zurück!«

Dann aber mach dich ans Handeln. Tu etwas (Sport, Freunde besuchen, Essen gehen, ein Konzert oder Fest besuchen, eine Weiterbildung, arbeiten gehen), ganz gleich, was – und wie schon an anderer Stelle gesagt: Lass dich nicht beirren, wenn das Handeln am Anfang etwas weher tut. Das ist nicht viel anders als beim Sport: Wenn ich lange nicht mehr trainiert habe, kann ich ganz schön Muskelkater bekommen, der aber nicht eintritt, wenn ich regelmäßig trainiere.

Ich kann es nicht oft genug wiederholen: Handeln ist das wichtigste Kapitel im Bereich Angstbewältigung. Bring den Mahner, dieses kleine Teufelchen im Ohr, zum Schweigen, das dir weismachen will, alles, was du in Angriff nehmen willst, sei viel zu gefährlich.

Ich kann nicht – Die Hummel

»Ich kann nicht!«
Wer dies sagt, setzt sich sofort Grenzen.
Denk an die Hummel.

> Die HUMMEL hat 0,7 Quadratzentimeter Flügelfläche
> bei 1,2 Gramm Körpergewicht.
> Nach den bekannten Gesetzen der Aerodynamik ist es
> unmöglich, bei diesen Verhältnissen zu fliegen.
> Die HUMMEL weiß das aber nicht ...
> und fliegt einfach!

Die Geschichte von der Hummel ist eine meiner Lieblingsgeschichten. Ich kenne den Autor nicht, aber ich bekam sie von einem lieben Menschen überreicht, der leider inzwischen verstorben ist.

Die Geschichte von der Hummel ist für mich ein wertvolles Plädoyer dafür, sich nicht zu unterschätzen und damit selbst Grenzen zu setzen, die eigentlich gar nicht da sind: »Dafür bin ich zu alt, zu untalentiert, zu dick, zu lange krank« usw.« *Jeder* Mensch hat Talente und Eigenschaften, die nur entdeckt werden müssen.

In der Geschichte steckt auch die Botschaft, sich nicht *zu* sehr durch rationale Gedanken die Fähigkeit der Intuition (»Bauchentscheidungen«) nehmen zu lassen.

Hätte die Wissenschaft immer nur auf die Rationalen gehört, hätten wir wohl heute keine Flugzeuge, keine Raumfahrt und würden wohl immer noch glauben, die Erde sei eine Scheibe. Ich möchte gerne den Emotionen, Träumen und Visionen den Platz einräumen, den sie verdienen.

Habe den Mut, deine Entscheidungen auch mal aus dem Bauch zu treffen. Und – entdecke deine Talente!

Die 10 größten Irrtümer der Angstbewältigung

Warum bezeichne ich die folgenden Aussagen als Irrtümer der Angstbewältigung? Überlege mit!

1. **»Hilfe kann es *nur* von außen (Bekannte, Freunde, Arbeitskollegen, Ärzte, Bücher, Kurse) geben.«**

   Die Betonung liegt auf *nur*; ohne Mithilfe des Betroffenen läuft gar nichts.

2. **»Angstfrei leben ...«**

   ... wird es *nie* geben, denn die gesunde Angst hat eine Schutzfunktion. Sie schützt uns vor unüberlegten Handlungen und lässt uns in Gefahrensituationen durch hormonell bedingte körperliche Reaktionen besser reagieren.

3. **»Ich muss die Angst bekämpfen, besiegen, sie so schnell wie möglich wieder loswerden. Angst ist eine Plage ...«**

   Was dann fehlt, ist die Akzeptanz und das Verstehen der Angst; ich werde dann die Ursachen, das Entstehen der Angst nicht finden.

   (Siehe auch Kapitel: *Ich kämpfe gegen die Angst.*)

4. **»Die Angst ist mein größter Feind.«**

   Die Angst ist meine beste Freundin, wenn ich ihr zuhöre und ihre Ratschläge und Warnsignale befolge.

5. **»Wenn es mir erst wieder besser geht, dann tue ich was ...«**

   Dann wartest du noch in 20 Jahren vergebens; du sollst etwas tun, *obwohl* es vielleicht manchmal weh tut.

6. **»Was soll ich tun, ist alles Veranlagung ... Ich kann nichts tun, mein Arzt sagt, das liegt in den Genen.«**

   Vieles ist Veranlagung, vieles liegt in den Genen, aber nicht alles. Mit einer solchen Aussage gebe ich auf. Ich suche nach einer Rechtfertigung, damit ich selbst bloß nicht zu handeln brauche. Ich gebe meine dringend notwendige Selbstverantwortung ab.

7. **»Ich nehme bis zu meinem Lebensende Medikamente; dann geht es mir gut.«**

   Auch hier gebe ich ein Stück meiner Selbstverantwortung ab; siehe aber auch Kapitel *Medikamente*. Eine differenziertere Auseinandersetzung mit diesem Thema ist zwingend notwendig.

8. **»Psychopharmaka sind gut verträglich, machen nicht abhängig und haben keine Nebenwirkungen.«**

   Es gibt Menschen, die Psychopharmaka gut vertragen, andere wiederum nicht. Der Aussage, sie hätten keine Nebenwirkungen, glaube ich einfach nicht; siehe aber auch Kapitel *Medikamente*.

9. **»Wenn ich nach langer Zeit wieder eine Phase der vermehrten Angst habe, war alles umsonst und ich muss von vorne anfangen.«**

   Es kommt darauf an, wie ich mit Stillständen und Rückschritten meiner Angstbewältigung umgehe. Ein Rückschritt kann zum Rückfall werden, wenn ich ihn dazu mache. Ansonsten ist ein Rückschritt – wie das Wort schon sagt – ein Schritt zurück, nicht mehr. Gehe möglichst schnell wieder ein paar Schritte vor. Möglicherweise überprüft die Angst deine Angstfestigkeit, besser gesagt: wie weit du schon bist.

10. **»Es gibt keine Hoffnung mehr für mich. Angst ist mein Schicksal. Ich kann nicht mehr, ich gebe auf.«**

    Lies hierzu die Geschichte mit den zwei Fröschen. Wenn du aufgibst, bringst du dich um deine Bestimmung, deine Lebensaufgabe.

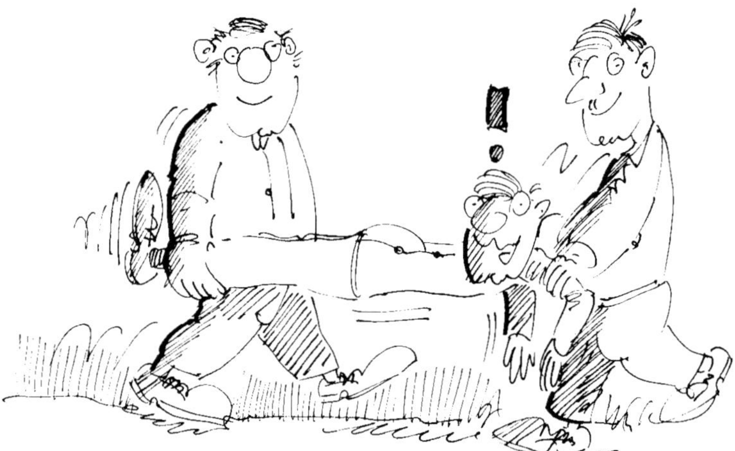

Immer nur Hilfe von außen annehmen

Ich gehe jetzt viel weniger hart mit mir selbst um. Ich habe erkannt, dass meine Dämonen in Wirklichkeit Engel sind, die vom Weg abkamen.

MANNY J.

Ein Interview mit der Angst

Nach langen Bemühungen ist es mir gelungen, die Angst zu einem Interview zu bewegen. Herausgekommen sind ein paar interessante Überlegungen ...

Roland:	Hallo Angst, du trübe Tüte, darf ich »Du« zu dir sagen?
Angst:	Gerne!
Roland:	Warum bist du eigentlich der Feind für viele Menschen?
Angst:	Verstehe ich auch nicht. Ich komme ja, um den Menschen zu helfen. Übrigens: Ich sehe mich als Freundin, nicht als Feindin!
Roland:	Warum kommst du zu uns Menschen?
Angst:	Ganz einfach: Alle, zu denen ich gekommen bin, haben mich gerufen. Natürlich nicht bewusst. Ich bin so etwas wie ein Schutzmechanismus. Ich trete auf die Bremse, die manche Menschen nicht mehr finden. Ich zwinge sie anzuhalten, zu überlegen und umzudenken. Ich bin sozusagen eine Blockiersystem mit guten Absichten.
Roland:	Du meinst, sie sollen innehalten und sich Gedanken über ihr Leben machen?
Angst:	Ja, genau!
Roland:	Hm ... über was genau sollen sie sich Gedanken machen?
Angst:	Nun – die meisten haben ja Beschwerden körperlicher oder seelischer Art. Ich möchte anregen zu überlegen, woher diese Beschwerden kommen, welche Symptome die logischen Folgen beispielsweise von Lebensgewohnheiten sind.
Roland:	Das heißt, meine Lebensgewohnheiten sind schuld an meiner Misere?

Angst: Nein, so auch wieder nicht. Viele sind ja sehr nützlich. Stell dir vor, du müsstest jeden Tag das Zähneputzen neu erfinden.

Roland: Aber?

Angst: Es gibt Gewohnheiten, die dich eher belasten. Ich unterscheide zwischen Denk- und Verhaltensgewohnheiten.

Roland: Du meinst, die Gedankenrattermaschine da oben im Kopf?

Angst: Dort fängt alles an: du denkst, du fühlst, das Verhalten bildet sich aus, deine Gewohnheiten entwickeln sich, diese formen deinen Charakter ... Was du am wenigsten überprüfst, sind deine Gewohnheiten.

Roland: Schön bequem will ich es meistens haben ...

Angst: Genau! Es fehlt eine Überprüfung der Gedankenflexibilität. Eingefahrenes Tunneldenken wird nicht erkannt. Die Kette Gedanken-Gefühle-Verhalten ist nicht bewusst. Und du gibst deiner Wahrnehmung keine Chance.

Roland: Der Wahrnehmung eine Chance geben?

Angst: Verfestigte Lebensgewohnheiten nennt ihr Vorurteile. Ihr nehmt wahr, beurteilt und habt dann eine Meinung, eine Einstellung. Mach dich frei, neue Erfahrungen zu sammeln, die zu neuen Denkweisen führen. Wenn ich z.B. in Spanien bestohlen werde, so ist Spanien nicht fürchterlich; ich habe lediglich eine schlechte Erfahrung gemacht. Wenn ich diese zur Grundlage meiner zukünftigen Beurteilung »Spanien« mache, werde ich nie die netten Menschen, die gute Küche und die sonstigen Schönheiten kennen lernen.

Roland: Ich weiß noch nicht so richtig, worauf du hinauswillst, aber ich habe eine Idee ...

Angst: Nur zu!

Roland: Du willst sagen, mit dem Denken fängt alles an, auch die Angst?

Angst: Ja! Mit dem Denken und dem Bewerten hängt auch die Angst zusammen. Der Mensch ist, was er denkt, hat ein großer griechischer Philosoph gesagt.

Roland: Ich habe über dich gelernt, dass du von Angst auslösenden Gedanken herbeigerufen wirst und dass so genannte Katastrophengedanken dich noch ärger wüten lassen.

Angst: Stimmt! Nur – was dir so super gelingt, ist die bildliche Vorstellung negativer Geschehnisse. Ich wäre sehr zufrieden, wenn dir das auch im Positiven gelingen würde. Das Gespenst hätte dann keine Chance ...

Roland: Hm ... mir dämmert: du bist also nur eine logische Folge einer oft gedachten negativen Gedankenkette?

Angst: Absolut richtig! Wenn du dir jeden Tag immer wieder sagst: »Ich bin zu dick, zu alt, meine Haare werden grau und grauer, mein Geld reicht nicht, den Chef könnte ich auf den Mond schießen, der Sprit wird immer teurer und bis ich in Pension gehe, habe ich nur noch eine Minimalrente« – dann fühlst du dich genau, wie du denkst: nämlich dunkelgrau. Dein Verhalten wird geprägt von Unsicherheit und einem Mangel an Selbstbewusstsein, und deine Gewohnheiten zeigen sich in Sicherheitstechniken und der Vermeidung von Situationen, denen du dich nicht gewachsen fühlst.

Roland: Was kann ich tun?

Angst: Du musst den positiven Gegenspieler einwechseln, wenn du merkst, dass du auf dem Negativtrip bist. Du kannst »Stopp« sagen! »Bis hierhin und nicht weiter!«

Roland: Wer sind denn die positiven Gegenspieler?

Angst: Lachen, Freude empfinden, sich seiner sicher sein, Zufriedenheit, Vertrauen, Geborgenheit im Fluss des Lebens, nicht zu viel erwarten, genießen, leben ... insgesamt die Messlatte für sich selbst ein wenig tiefer hängen

Roland: OK, OK, ich verstehe. Wie gehst du eigentlich damit um, dass dich keiner mag?

Angst: Gut beobachtet! Die Antwort ist: Das ist mir nicht wichtig! Als geistige Energiequelle werte ich nicht. Ich habe nur eine Aufgabe; diejenigen, die das wissen, profitieren sogar von mir. Ich konnte ihre Lebensqualität wieder herstellen oder sogar verbessern.

Roland: Ich gehöre auch dazu ...

Angst: Schön!

Roland: Aber!

Angst: Aber? Ja?

Roland: Du quälst die, die dir nicht zuhören, mitunter ganz schön.

Angst: Das muss so sein. Stell dir vor, jemand hört dich nicht, obwohl du dich bemerkbar machst; dann musst du lauter reden.

Roland: Das heißt, du wirst umso »gemeiner«, je weniger die Leute auf dich hören?

Angst: Ja, ich will eine Bestandsaufnahme ihres Lebens. Ich bin der Prüfstein, ob sie *so* weiterleben möchten oder ihrem Denken und Tun eine andere Richtung geben wollen. Nicht falsch verstehen: es geht ums Leben! Die Betonung liegt auf »so«.

Roland: Warum bist du so hartnäckig und zäh, wenn dich die »Angsthasen« besiegen und so schnell wie möglich wieder loswerden wollen?

Angst: Gegenfrage: Kannst du ein Gespenst vertreiben mit Furcht oder ein Feuer löschen mit einem Blasebalg? Du musst dem Gespenst die Stirn bieten und dem Feuer den Sauerstoff entziehen. Wenn du mir so begegnest, dann habe ich keine Chance, bei dir zu bleiben. Doch das freut mich eher, ich habe dann nämlich keine Daseinsberechtigung mehr. Verstehst du?

Roland: Hm, ja, obwohl ...

Angst: Ja?

Roland: Warum habe ich dann auf meinem Weg einige Rückfälle erleben müssen?

Angst: Das waren Tests, ob ich schon gehen konnte. Ich habe dich überprüft, ob du das, was du sagst und tust, verinnerlicht hast oder ob es nur leere Worthülsen sind. Ich prüfe den Härtegrad deiner Überzeugungen. Ich bin ja stets bei jedem im Hintergrund. Manchmal komme ich auch zu früh (wieder). Doch wenn mir dann jemand vertrauensvoll sagt: »Schön, dass du da bist, aber ich brauche dich in dieser Situation nicht, ich kriege das selber hin«, dann ziehe ich mich gerne wieder zurück.

Roland: Du willst, dass die Menschen mit dir reden?

Angst: Aber sicher!

Roland: Und wenn die alten Gewohnheiten wieder die Überhand gewinnen? Wenn Termine, Druck, Verantwortung, Nicht-nein-sagen-Können, Stress, Perfektionismus, Ehrgeiz, hohe Erwartungen wieder kommen?

Angst: Ich bin sofort wieder da! Versprochen!

Roland: Du grinst so!

Angst: (lacht und sagt nichts)

Roland: Wie wichtig sind Ziele?

Angst: Oh, sehr wichtig. Es kommt nur darauf an, wie du die Zielverwirklichung angehst ...

Roland: Versteh ich nicht.

Angst: Ob ich ein Ziel mit Ehrgeiz und Verbissenheit angehe oder mit Leichtigkeit und Spaß, ist immer ein feiner Unterschied!

Roland: OK, ich entscheide mich dann für Leichtigkeit und Spaß.

Angst: Eine gute Wahl!

Roland: Noch was?

Angst: Ich wollte noch sagen: Ehrgeiz ist nichts Schlechtes an sich, wenn ich ihn durch Elan oder Tatkraft, gepaart mit Durchhaltevermögen, ersetze. Oft ist es jedoch Ehrsucht. Ich suche Ehre! Fast immer fehlt dabei der Spaß. Und selbst wenn sich dabei trotzdem Erfolge einstellen, kann sich der Betreffende nicht so richtig freuen. Ihr sagt ja auch passend »kranker« und »gesunder« Ehrgeiz.

Roland: Was machen Medikamente mit dir?

Angst: Ich habe diese Frage erhofft. Sie ist nicht leicht und erfordert eine differenzierte Antwort. Du hast ja auch ein Kapitel darüber geschrieben. Ich beantworte die Frage ein wenig anders: Medikamente isolieren mich und ich ziehe mich zurück. Das ist nicht immer schlecht. Denn manchmal – das muss ich selbstkritisch zugeben – übertreibe ich etwas und lähme die Menschen bei ihrer Heilung. Wenn meine Isolation bei gleichzeitiger Bestandsaufnahme und Verhaltensänderung (ihr nennt das Therapie) hilft, aus dem »Loch« zu kommen, finde ich das gut. Wenn jedoch jemand seine Medikamente *nur* als Krücke benutzt oder sie absetzt, ohne an sich gearbeitet zu haben, bin ich sofort wieder da und zeige ihm, dass er nachsitzen muss.

Roland: Wäre es nicht besser, ihm zu sagen, *was* er nachholen müsste?

Angst: Erstens zählt der Prophet nichts im eigenen Land und zweitens sitzen Erkenntnisse, die du dir selbst erarbeitest, wie ein Maßanzug.

Roland: Aber eine kleine Hilfestellung wäre doch manchmal besser, oder?

Angst: Hilfestellung bekommst du in verschiedenen Formen, z.B. in Gebeten und im Vertrauen auf die innere Stimme. Aber viele Menschen misstrauen sogar ihrer eigenen Stimme ... Schade!

Roland: Was ist mit lebenslanger Medikamenteneinnahme?

Angst: Gute Frage! Ich werde wohl künstlich kalt gestellt. Der Preis ist aber sehr hoch: aktuelle Lebens- und Lernprobleme werden nicht mehr gelöst – und stellen sich bei nächster Gelegenheit genau so wieder vor dich. Wenn du z.B. dem Chef Mayer davonläufst und beruflich nach X-Hausen wechselst, kann dir dort der gleiche Chef begegnen, vor dem du wegläufst ... usw.! Dort heißt er dann vielleicht Schmitt ... Insofern wird ein positiver Lebenentwicklungsprozess verzögert. Die Aussage lautet: »Was nicht zu Enden gelitten (= gelöst) ist, kehrt immer wieder!«

Roland: Ich befürchte: einige deiner Antworten werden meine Leser nicht verstehen ...

Angst: Falsch formuliert: früher oder später alle!

Roland: Danke für dieses Gespräch, das war sehr aufschlussreich ...

Angst: Keine Ursache. Du weißt doch: Ich bin immer für dich da!

Idee: Marlies Wank **Text:**Roland Rosinus

Leiterin der Selbsthilfegruppe »Die Muthasen«,
Bensheim /Hessen

Manchmal ist Schweigen die Sphäre, in der sich die großen Dinge gestalten.
THOMAS CARLYLE

Die Hitparade der guten Ratschläge

»Du, ich weiß, was dir hilft« ...

Bekommt das soziale Umfeld »Wind« von den Ängsten des Betroffenen, setzen sofort die guten Ratschläge und Sprüche ein, um den Ängstlichen zu bekehren. Ich habe diese Ratschläge mal zusammengefasst und sie die »Hitparade der guten Ratschläge« genannt:

- Reiß dich zusammen!
- Lass dich nicht so gehen!
- Du musst nur wollen!
- Alles wird gut!
- Du hast doch alles ... Partner.. Haus ... Geld ... Auto ... gesunde Kinder ...
- Trink doch mal Melissentee!
- Probier's mal mit Arzt XY!
- Was wird nur aus dir?
- Du setzt alles aufs Spiel, wenn du so weitermachst!
- Du landest mal noch im Irrenhaus ...
- Ich halte das nicht mehr aus, ändere dich oder ich verlasse dich ...

Bei genauem Hinsehen ist eine Abstufung klar erkennbar: zuerst kommen allgemeine Regeln, wie »man« sich verhalten soll, dann kommen die konkreten Tipps (probier doch mal dies und jenes) und schließlich hat jeder einen Arzt, der garantiert besser ist als der eigene. Insbesondere in Partnerschaften kommen schließlich Drohungen, die Beziehung zu beenden.

Wie heißt es so schön: »Ratschläge sind auch Schläge« und »Das Gegenteil von *gut* ist *gut gemeint*«. Ferner lassen sich auch die unterschiedlichen Betrachtungsweisen erkennen.

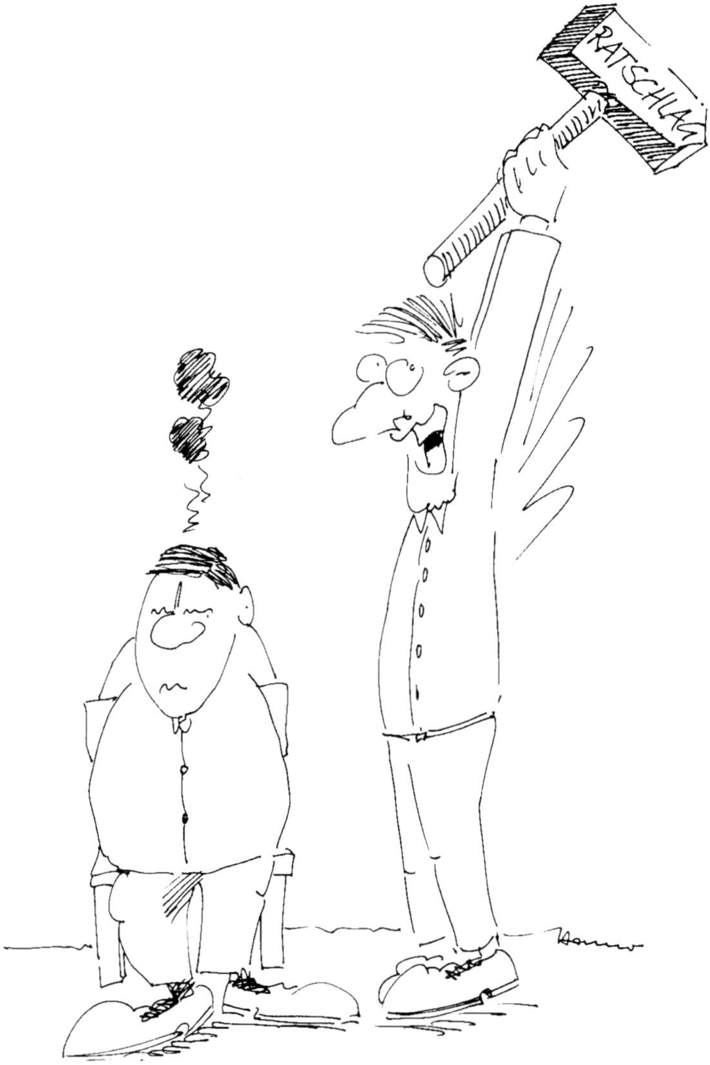

Ratschläge sind auch Schläge

Die »guten« Ratschläge nutzen dem Betroffenen wenig bis gar nichts. Im Gegenteil: sie treiben ihn noch mehr in den Strudel von Hoffnungslosigkeit und Unverstandensein.

Ich kann die Ratgeber trotzdem gut verstehen, denn oft reicht ihre Vorstellungskraft zum Verstehen der Angst nicht aus. Wer mit Angst nichts am Hut hat, kann die Seelenqualen der Betroffenen nicht nachvollziehen.

Ich überlasse es dem Leser, was er in seiner individuellen Situation für sich annehmen kann ...

Ich höre jetzt direkt die Frage auf dem Fuß: »Hm – wie soll ich mit meinem Partner, mit meinem Arbeitskollegen, meiner Freundin etc. denn umgehen? Wie soll ich mich verhalten, wenn ich keine Ratschläge geben darf?«

Nun, Ratschläge sind nicht *verboten*. Aber der richtige Zeitpunkt ist wichtig! Ich bin der Auffassung, es wäre wichtig, ein Gespür dafür zu entwickeln, wann ich besser geduldig zuhöre und wann ein Ratschlag hilfreich sein kann. In der Regel werde ich in der Zuhörerrolle einen Hinweis heraushören, ob jemand jetzt in genau dieser Situation einen Rat sucht oder nicht. Das Zuhören hat aber auch seine Grenzen, nämlich beim bloßen Jammern, beim Im-Kreise-Drehen, übermäßiger Eifersucht, Drohungen etc. kann es sinnvoll sein, Gespräche auch mal abzubrechen. Es nutzt nichts, immer nur mit Wattestäbchen zu werfen und die Samthandschuhe anzuziehen. Insbesondere in dem Stadium »Leiden ist leichter als lösen« (Bert Hellinger) kann ein verbaler Tritt in den Hintern manchmal sehr heilsam sein.

Von großer Bedeutung scheint mir auch, von wem der Betroffene etwas annehmen kann und von wem nicht. Vorsicht: negative Einstellungen zu Personen lassen oft wertvolle Tipps verpuffen!

In der sozialen Verflechtung des Betroffenen mit dem Partner, Geschwisterteil, Freund, Arbeitskollegen, Chef kann die Angstbewältigung sehr schwierig werden. Unverstandensein bzw. ein Mangel an Verständnis – insbesondere bei Lebenspartnern – sorgen für starke Konflikte, die nicht selten zu Trennungen führen.

Was alle Beteiligten brauchen, sind Fingerspitzengefühl, Verstand, Intuition und das Gespür für die richtigen Worte zum richtigen Zeitpunkt.

In diesem Sinne wünsche ich dir eine glückliche Hand!

Das Glück beruht oft nur auf dem Entschluss, glücklich zu sein.
Lawrence Durell

»Ich will krank sein« – »Ich will wieder gesund werden«

Kommen wir nun zu einem heiklen Thema, das ich bisher so noch nicht in einem Buch nachlesen konnte: »Ich will krank sein!«

Ich spüre förmlich deine Empörung, wenn du dies liest. Ich meine nicht so sehr das bewusste Krank-sein-Wollen, sondern das unbewusste Festhalten oder Nicht-Loslassen-Können der Angst. In den seltensten Fällen wird jemand diese Formulierung wörtlich aussprechen.

Manche sind so verrannt in ihre Vorstellung, es gebe keinen Weg aus der Angst, dass sie jeden niederbrüllen und über den Haufen rennen, der ihnen einen gangbaren Weg aus der Angst zeigt. »Das geht nicht, es hat eh keinen Zweck!« Am deutlichsten habe ich diese Einstellung im Psycho-Chat (siehe Kapitel *Chat*) und während meines Aufenthaltes in der Fachklinik (siehe Kapitel *Klinik*) kennen gelernt. Die Angsterkrankung hat ja auch Vorteile: ich kann Abstand gewinnen, habe einen Bunker um mich gebaut, den andere nicht betreten können, ich werde umsorgt, gemieden, habe meine Ruhe, brauche nicht zu arbeiten. Geistige Auszeit sozusagen! Bei den meisten Betroffenen eine nützliche Phase – wenn ich sie bewusst wahrnehme und daraus meine Schlüsse ziehe. Die Gefahr besteht nur darin, in dieser Phase stecken zu bleiben und es nicht zu merken.

Weiter besteht die Gefahr, dass ich mich gedanklich selbst umzingele. Ich nenne das mal das *Ja-Aber*-Syndrom: Ich kenne meine ganzen Probleme, die Ursachen meiner Erkrankung, sogar den Weg, der zu gehen ist – aber ich gehe ihn nicht. Ich fürchte mich vor dem Weg. Er könnte weh tun und ich schaue nicht hinter die nächste Kurve. Ich weiß nicht, was mich erwartet. Erwartet mich immer das Schlimmste? Habe ich Beweise dafür?

In dem Kapitel *Die Hitparade der guten Ratschläge* bin ich auf die Sprüche eingegangen, die dem Betroffenen nicht wirklich weiterhelfen. Ich habe sogar auf meiner Homepage abstimmen lassen, welche Ratschläge für den Betroffenen die schlimmsten »Schläge« sind. »Du musst nur wollen« ist der absolute Renner in der Negativstatistik. Doch während eines Vortrages kam mir hierzu der Geistesblitz, genau diesen Spruch ein bisschen in Schutz zu nehmen. Denn positiv umformuliert ist der Wunsch »Ich möchte gerne wieder gesund werden« der Schlüssel zur Angstbewältigung. Dabei gilt es sich bildlich vorzustellen, was genau ich gerne (wieder) tun würde.

Bei mir war die Motivation recht einfach: Ich wollte meine »alte« Lebensqualität wieder gewinnen, z.B. mit Freunden weggehen, im Cafe sitzen und den Menschen zuschauen, bummeln, shoppen gehen – ohne diese lähmende Angst.

Ein guter Entschluss!

Die Freundschaft mit sich selbst ist das Allerwichtigste. Ohne sie ist keine Freundschaft mit einem anderen Menschen möglich.
ELEONOR ROOSEVELT

»Du siehst aber schlecht aus!«

Es gab Zeiten, da hat mich dieser Spruch völlig aus der Fassung gebracht. Gehört habe ich ihn meistens beim Small-Talk in der Fußgängerzone meines Heimatortes.

Wichtig wäre hier natürlich eine gewisse Differenzierung: war es die besorgte Anteilnahme und ehrliche Rückmeldung an einen anderen oder das achtlos ausgesprochene, oberflächliche »Ich sag halt mal eben was«?

Das »Ich sag halt mal was« erwartet in ganz seltenen Fällen überhaupt eine Antwort; es interessiert den Gesprächspartner ganz einfach nicht. Oder er möchte dadurch seinen Gegenüber verunsichern, um von sich selbst abzulenken. Letztlich sind solche Gespräche Energiespiele (siehe Kapitel *Energie*), bei denen der eine sich dadurch groß zu machen sucht, indem er den anderen klein macht und ihm dadurch (Lebens-) Energie abzapft.

Hm – wie könnte ich reagieren? Zum Beispiel, indem ich solche Bemerkungen einfach ignoriere, weil ich ihren Sinn durchschaut habe. Ich könnte auch im Sinne des oben Gesagten lernen zu differenzieren, ob es der andere auch ehrlich meint.

Und – das wäre die Übungspraxis – ich könnte trainieren, wie ich in entsprechenden Situationen kommunikativ reagieren kann. Nichts sagen mit einem Lächeln z.B. wäre auch Kommunikation. Entscheidend wäre, wie ich aus der Begegnung herauskomme, ohne dass es mir schlechter geht und ich tagelang darüber nachdenke, wieso ich jetzt so schlecht aussehe.

Eben nicht runterziehen lassen!

Eine weitere Feststellung habe ich gemacht, die mich schmunzeln ließ: Es kam schon mal vor, dass mir am Anfang der Fußgängerzone jemand im Vorbeigehen ein »Du siehst aber schlecht aus« zuwarf und am Ende der Fußgängerzone jemand sagte »Man sieht dir richtig an, wie gut es dir geht«. Na ja – letztlich entscheide ich selbst; auf jeden Fall habe ich einen großen Anteil daran, wie gut ich aussehe und mich dabei fühle.

Sage dir jeden Tag mehrmals: »Ich sehe gut aus!«

Die Leute bezweifeln vielleicht, was ich sage,
aber sie glauben immer, was ich tue.

ELLIE E.

Smalltalk: »Man müsste mal wieder ...«

Nichts gegen Smalltalk (das kleine Gespräch zwischendurch), der muss ab und zu sein. Ich muss nur wissen, er ist eben relativ bedeutungs- und inhaltslos.

Zwei Menschen treffen sich in der Stadt, fragen nach dem werten Befinden des anderen, stellen aber gleich die Gegenfrage, und sie verabschieden sich mit dem frommen Wunsch, man müsste doch noch mal ... (sich treffen, etwas unternehmen).

»Hallo!«
»Ach, hallo, lebst du auch noch?«
»Wie geht's?«
»Danke, gut. Und selbst?«
»Man müsste noch mal ...«

Die Variante an dieser Stelle wäre (den Terminblock aus der Tasche nehmend):

»OK, am Mittwoch«,

worauf der Fragende sich beeilt zu sagen:

»Nein, Mittwoch geht nicht, da haben wir Sitzung im Club ... hm, die nächsten zwei Wochen wird's eh eng mit den Terminen.«

Wie du vielleicht aus Kommunikationsseminaren gelernt hast, sind viele Konversationen übersetzbar. So auch diese:

»Hallo!« – *Ich konnte nicht mehr ausweichen.*
»Lebst du auch noch?« – *Tadel für »Lange Zeit nicht mehr gemeldet!«* ...

»Wie geht's?« – *Interessiert mich eigentlich nicht, ist aber höflich.*

»Danke, gut.« –*Hm, sag ich immer so.*

»Und selbst?« – *Das binde ich dir nicht auf die Nase, also frage ich lieber mal dich.*

»Man müsste noch mal ... « – *unverfängliches Angebot, aus dem nie etwas wird.*

Nun, ich erzähle diese Geschichte nicht mit verkniffenem Gesicht, sondern mit Humor. Ich denke, vielleicht freut sich der Andere wirklich mal, wenn er mich trifft, doch ich bleibe dabei: aus dem »Man müsste doch noch mal« wird nie was.

Warum ich das hier erwähne: Nun, da Angst auch etwas mit sich ärgern und dem Gefühl der Ablehnung zu tun hat, kann ich mich gegen solche Begegnungen wappnen, ohne mich dann im Nachhinein zu ärgern.

Auch hier kann ich ein Gespür dafür entwickeln, wie die Worte gemeint waren, aber nicht, um sie nachher auf die Goldwaage zu legen, sondern um selbst möglich schadlos aus der Situation herauszugehen.

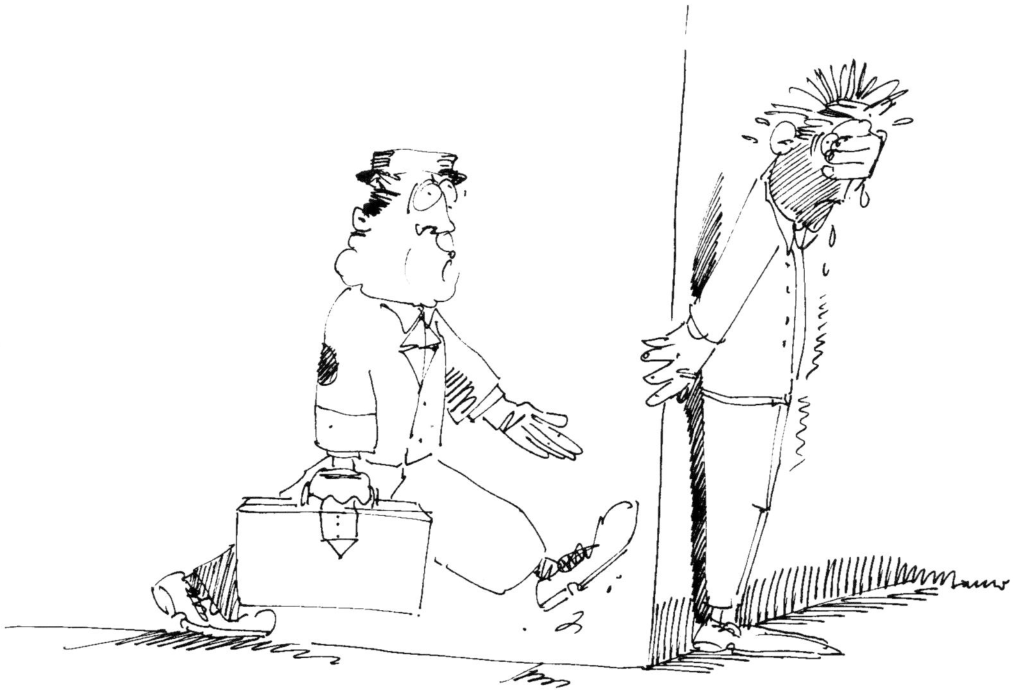

Hoffentlich sieht der mich nicht und bleibt nicht bei mir stehen . . .

Das Loslassen von Menschen ist auch eine Form der Menschlichkeit.
ROLAND R.

Menschen kommen, Menschen gehen

Im Laufe meines irdischen Lebens begegne ich vielen Menschen. Mit manchen schließe ich Freundschaft, mit manchen streite ich mich, andere sind wiederum neutral, aber alle haben eines gemeinsam: Ich begegne nur den Menschen, die für mich (im Moment) wichtig sind. Der »Moment« kann auch ein ganzes Leben sein, Freundschaft kann sich verbrauchen und Menschen, mit denen ich mich streite, können für meinen Lebens-(Lern)plan enorm wichtig sein, da sie mir oft unverblümt den Spiegel vorhalten und mir wichtige Informationen über mich geben.

Genau an diesem Punkt kommt wieder das Thema Loslassen in das Spiel des Lebens. Sind meine Freunde wirklich noch meine Freunde oder halte ich künstlich etwas aufrecht?

Hat sich das »Man müsste doch noch mal« nicht im Laufe der Zeit verbraucht? Könnte ich nicht sagen ... hm, ein paar Worte oder ein Kaffee täten es auch. Muss es unbedingt eine Einladung nach Hause sein, bei der gespielte Nettigkeiten ausgetauscht werden und beide Seiten schnell erkennen, dass da nichts mehr ist? »Aber wir haben doch so schöne Zeiten erlebt ...« Na klar, stimmt. Ich will ja auch kein Plädoyer halten, sich von allen Freunden zu trennen, die ich eine Zeit lang nicht gesehen habe.

Aber ich sehe da nur zwei Möglichkeiten: eine kontinuierliche Auffrischung und Pflege der Freundschaft und eine ehrliche Kommunikation darüber. Eine etwaige dritte Möglichkeit wäre die Akzeptanz der Oberflächlichkeit der Beziehung.

Und vielleicht ist der unangenehme Zeitgenosse, der es sogar wagt, mich zu kritisieren, ein wahrer Freund, den ich bisher nur noch nicht entdeckt habe.

Wie heißt es doch so schön: »Wenn dich rundherum keiner mehr kritisiert, solltest du dir Gedanken machen, ob du noch Freunde hast.«

Sofern Freundschaften ausgeleiert sind und sich nicht mehr auffrischen lassen, solltest du so ehrlich sein und sie beenden. Nicht im Sinne von »Der Mohr hat seine Schuldigkeit getan, er kann jetzt gehen«, sondern im Sinne eines Neuordnens von Beziehungen. Ich entledige mich alter Gewohnheiten und mache Platz für wichtigere Personen, die in mein Leben treten und von denen ich etwas lernen kann.

Dabei – und darauf weise ich ausdrücklich hin – muss ich mich nicht unbedingt im Streit trennen. Ich sollte besser dankbar dafür sein, wie lange mich Freunde begleitet haben und was ich von ihnen gelernt habe.

Alles, was uns an anderen irritiert, kann uns zu einem besseren Selbstverständnis führen.

CARL GUSTAV JUNG

Gedankliche Scheingefechte

»Lass mir den mal kommen!«

»Angst ist in erster Linie Unsicherheit«, pflegt mein Heimtherapeut immer zu sagen, und meine Therapeutin in der Klinik meinte, Angst komme hauptsächlich von Angst auslösenden Gedanken. Ich kann beiden Aussagen zustimmen.

Angstpatienten haben in der Regel eine blühende Fantasie. Wenn es mit der Zeit gelänge, diese gedankliche Energie für die persönliche Genesung einzusetzen, wäre ein großer Schritt getan.

Nach meinem Zusammenbruch 1996 – als ich eine Tagung abbrechen musste – habe ich zum ersten Mal die Macht der Gedanken gespürt. Ich fühlte mich als *Versager*, weil ich die Tagung abbrechen musste. »Was wird aus mir?«, dachte ich – und »Es wird immer schlimmer!« Damals auf der Heimfahrt habe ich mich gedanklich bereits von meiner Frau getrennt (Gedanke: »Mit mir kann man ja nichts (mehr) anfangen«) und im Geiste unser Haus verkauft, obwohl ja im Grunde genommen absolut noch nichts passiert war.

Gott sei Dank (!) bin immer noch verheiratet und wir wohnen zusammen in unserem Haus.

Auch wenn die befürchteten Ereignisse so gut wie nie eintreten, machen diese Gedanken auf Dauer krank, weil sie dem Körper eine ständige (objektiv nicht vorhandene) Gefahr signalisieren. Vorprogrammierte Fehlalarme! Und mit der Zeit wird diese zu scharf eingestellte Alarmanlage immer empfindlicher. Folge: Ich spüre die Wachsamkeit meiner körperlichen Sensoren (= Wahrnehmungssinne) als immer stärker und unangenehmer werdende Symptome.

Manchmal, wenn ich in einem Kaufhaus in der Schlange stand und mal wieder ans Umfallen dachte, wurde ich wütend auf mich selbst und zischte mich an: »Okay, dann fall doch, los, fall endlich, dann hast du's hinter dir«, und schlagartig war die Angst verflogen.

Wenn ich Tag für Tag an einen drohenden Herzinfarkt denke oder an einen Darmkrebs, und das 40 Jahre lang, frage ich mich, was letztlich schlimmer ist: das eintretende Ereignis oder der ständige Gedanke daran? Gib dir die Antwort bitte selbst. Und bedenke: eine hundertprozentige Sicherheit gibt es einfach nicht!

Wenn es um Personen geht, malen wir uns auch oft aus, wie sie uns in einer zukünftigen Situation begegnen, was sie sagen, wie gemein sie sind, wie schnippisch sie sind, was für abfällige Gesten sie machen. Dabei haben sie noch gar nichts getan!

Welche Gedanken haben wir, wenn wir zum Chef gerufen werden? Positive? Meist nicht! Wir schließen ganz sicher das Lob, das Ratsuchen des Chefs, die mögliche Gehaltserhöhung oder das Angebot einer neuen Tätigkeit aus. Schließlich ist das Wort »Chef« ja negativ besetzt. Wie könnte eine Begegnung mit ihm positiv sein?

Die gleichen geistigen Auseinandersetzungen könnte ich mir auch liefern mit der bösen Nachbarin, der schnippischen Verkäuferin in der Bäckerei, der blöden »Zicke« Arbeitskollegin und, und, und ... Und zwar im Voraus, ohne dass ich weiß, was wirklich passiert!

Die wohl passendste Geschichte über Luftgefechte – wie ich diese Gedankenspiele gerne nenne – schrieb wohl Paul Watzlawick in seinem Buch »Anleitung zum Unglücklichsein«:[4]

---

[4] Abdruck mit freundlicher Genehmigung des Verlags / © Piper-Verlag

Die Geschichte mit dem Hammer

Ein Mann will ein Bild aufhängen: Den Nagel hat er, nicht aber den Hammer. Der Nachbar hat einen. Also beschließt unser Mann, hinüberzugehen und ihn auszuborgen. Doch da kommt ihm ein Zweifel: Was, wenn der Nachbar mir den Hammer nicht leihen will? Gestern schon grüßte er mich nur flüchtig. Vielleicht war er in Eile. Aber vielleicht war die Eile nur vorgeschützt, und er hat etwas gegen mich. Und was? Ich habe ihm nichts angetan; der bildet sich da etwas ein. Wenn jemand von mir ein Werkzeug borgen wollte, ich gäbe es ihm sofort. Und warum er nicht? Wie kann man einem Mitmenschen einen so einfachen Gefallen abschlagen? Leute wie dieser Kerl vergiften einem das Leben. Und dann bildet er sich auch noch ein, ich sei auf ihn angewiesen. Bloß weil er einen Hammer hat. Jetzt reicht's mir wirklich. – Und so stürmt er hinüber, läutet, der Nachbar öffnet, doch noch bevor er »Guten Tag« sagen kann, schreit ihn unser Mann an: »Behalten Sie Ihren Hammer, Sie Rüpel!«

Kein weiterer Kommentar: die Geschichte spricht für sich!

Warum macht es mich montags schon innerlich fertig, wenn der Freitag ein schwieriger Tag zu werden verspricht? Ich habe auch gar keinen Beweis, ob ich dann Angst bekomme. Vielleicht die Erfahrungen der Vergangenheit. Doch ich könnte mich doch mal dafür öffnen, neue, positive Erfahrungen zu machen ...

Und welchen Nutzen bringt es, wenn ich negative Gedanken über die Vergangenheit habe? Sie ist vorbei! Nichts lässt sich ungeschehen machen – aber ich kann meinen Umgang mit dem Geschehenen verändern.

Wieder ein Hinweis auf das Leben in der Gegenwart. Sag dir – wenn es sein muss, hundertmal am Tag: »Stopp, das ist Vergangenheit oder Zukunft. Ich bin hier im Jetzt. Was passiert, *geschieht,* weil »es« geschehen soll, nicht weil ich es mir ausmale.«

Und bitte, gib deinem fiktiven Feind eine Chance, anders zu reagieren, als du es zu wissen glaubst (siehe unsere Geschichte mit dem Hammer ...).

Das Leben kann nur rückwärts verstanden, muss aber vorwärts gelebt werden.

Sören Kierkegaard

Panikattacken – Angriff aus heiterem Himmel?

Oft werde ich gefragt, warum Panikattacken so »gemein und hinterhältig« sein können. Während viele Ängste in bestimmten Situationen (beim Essen, beim Sprechen vor vielen Leuten, beim Schlangestehen) oder an bestimmten Örtlichkeiten (im Auto, auf Brücken, in Aufzügen) auftreten, ist der Grund bei Panikattacken meist nicht erkennbar. Häufig aus heiterem Himmel – im buchstäblichen Sinne der Redewendung –, bei einem angenehmen Treffen und in anderen schönen Situationen, überfällt die Panikattacke ihr Opfer und stürzt es in Ratlosigkeit, Deprimiertsein oder gar Wut: »So ein Mist, ich befinde mich doch in einer angenehmen Atmosphäre, wieso gerade jetzt?!«

Ich kann dazu keine wissenschaftlich fundierte Begründung geben und noch weniger eine pauschale Lösung anbieten. Mir fällt nur auf, wie häufig solche Attacken gerade im Ruhezustand auftreten (bei angenehmen Terminen, im Urlaub, im Zusammensein mit Freunden). Möglicherweise kreist in diesen Momenten weniger Adrenalin im Blutkreislauf oder ich bin mir meines angehäuften Stresses (Sorgen, Ängste, Ärger, Befürchtungen) nicht bewusst. Vielleicht bin ich auch im Zustand der Entspannung nicht mehr so beherrscht wie im Alltag.

Es mag bezeichnend sein, dass nach meiner Erfahrung diejenigen, die von sich behaupten, keinen Stress zu haben, oft am meisten belastet sind. Das könnte unterschiedliche Gründe haben: 1. Ich bin mir meiner Überlastung wirklich nicht bewusst, 2. Ich verdränge aktiv und täusche mich selbst, mache mir auf jeder Linie etwas vor.

Folge ich der Erkenntnis »Angst entsteht aus Angst auslösenden Gedanken«, lohnt sich eine weitere Betrachtung. Ich bestimme letztlich, was ich denke, und bestimme damit auch (meist unbewusst), was ich fühle.

Wenn ich nun all diese Gedanken auf ein Konto einzahlen könnte, so stünden positive Gedanken (Lachen, Freude, Erfolge, Zufriedenheit, gute Erfahrungen) im Haben und negative Gedanken (Sorgen, Nöte, Ärger, Verzweiflung, Mutlosigkeit) im Soll. Gewinnen nun die negativen Gedanken *dauerhaft* die Überhand, geht das Konto in die Miesen. Die Miene des Bankangestellten – anfangs noch sehr freundlich – verfinstert sich immer mehr. Schließlich gewinnt das Soll immer mehr an Bedeutung. Wechseln wir das Bild: Ein Vulkan mit ungeheurem Druck entsteht. Ich kann den Druck eine gewisse Zeit lang in Zaum halten, doch irgendwann explodiert er, will ins Freie ... Dieser Prozess kann sich langsam und schleichend vollziehen, ohne dass ich die Veränderung rechtzeitig bemerke. Dann ist es natürlich kein Wunder, wenn die Panikattacke »aus heiterem Himmel« kommt – und keineswegs »hinterhältig«.

Ich neige dazu, meine Missstimmungen kontrolliert (im Sinne von »nichts anbrennen lassen«) explodieren zu lassen. Vulkane beruhigen sich wieder mit der Zeit. Werden sie stets unter Strom gehalten, gehen sie früher oder später mit größerer Wucht und Zerstörungskraft hoch. Was ich verdränge, drängt. Mag sein: vielleicht ist dies der Augenblick, in dem ich beim Chef im Zimmer den Schreibtisch umwerfe, anstatt vorher schon mal ein Gespräch mit ihm zu suchen und mich zu wehren.

Oder wäre es gar besser, überhaupt keinen Druck zuzulassen? Überleg mal mit ...

Womöglich folgt deine nächste Frage prompt: *»Soll ich denn jetzt nur noch positiv denken?«*

Die Antwort lautet »Jein« – *ausgewogen denken* würde mir als Formulierung besser gefallen. Nach dem universalen Prinzip der Polarität gibt es nicht nur Gutes oder Positives. Die Gegenpole Böses oder Negatives sind allseits präsent.

Das Leben besteht, ganz realistisch betrachtet, aus Dingen, die uns weniger gefallen, hat aber glücklicherweise auch schöne Momente für uns parat.

Wenn ich durch einen Park spaziere, kann ich dort schön angelegte Beete, blühende Blumen, imposante alte Bäume sehen. Aber auch Cola-Dosen, Zigarettenkippen und Fast-Food-Tüten. Ich entscheide nun, was ich wahrnehme – sinnvollerweise beides. Mit einem schelmischen Grinsen auf dem Gesicht beantworte ich deine Frage so: »Nein, aber ein bisschen rosarot darf's schon sein!«

Nur was sich ändert, bleibt.
LEBENSFREUDEKALENDER 2004

Auf der Suche nach dem »richtigen« Therapeuten

Keine Frage wird mir öfter gestellt als die nach dem »richtigen« Therapeuten. Für viele Patienten ist es offenbar eine große Hürde, sich therapeutisch behandeln zu lassen. Für den Behandlungserfolg ist es sehr wichtig, einen Therapeuten zu finden, dem man vertraut. Dabei kommt der stimmigen Chemie zwischen Therapeut und Patient eine große Bedeutung zu.

Ich empfehle folgende **Checkliste:**[5]

1. PHASE
Entscheidung für eine Therapie
(die wichtigste Entscheidung)

- ✓ entweder nach Rücksprache mit dem Hausarzt oder auf Grund eigener Einschätzung (»Ich schaff es nicht alleine!«)
- ✓ Beratung durch den Hausarzt
- ✓ Ziele abstecken: Wie würde ich mich gerne fühlen?
- ✓ Zeitansatz: wie viele Therapiestunden?
- ✓ eigene Motivation, Kraft und Durchhaltevermögen (Zeit!) einschätzen
- ✓ ehrlich sein: Will ich gesund werden?
- ✓ Wartezeiten einkalkulieren
- ✓ Mann oder Frau als Therapeut?

---

[5] Viele der folgenden Punkte entnehme ich dem Beitrag *»Therapeutensuche – der richtige Therapeut«* in: *daz – Dt. Angst-Zeitschrift*, Nr. 24/2003; Bezugsquelle: DASH (Deutsche Angstselbsthilfe München), Anschrift: siehe *Literaturempfehlungen* im Anhang dieses Buches

Im Vorfeld des ersten Gespräches mit einem Therapeuten ist von Bedeutung, welcher Therapeut mit welchem Verfahren arbeitet, ob es Praxisgemeinschaften gibt und mit welcher Art von Therapie du selbst liebäugelst.

2. Phase
Gewinnung von wichtigen Informationen und Kontakte

- sich schlau machen, z.B. Fachbuch lesen
- Internet, z.B. panik-attacken.de, nakos.de (siehe Anhang)
- die einzelnen Therapieformen »beschnuppern«.

3. Phase
Kosten- und Genehmigungsfrage

- Wichtig: Vor Therapieaufnahme bei deiner Krankenkasse anfragen und Therapie schriftlich genehmigen lassen! Nicht von hohen Kosten, die nicht übernommen werden, überraschen lassen!

4. Phase
Therapiemodelle

Die drei als Richtlinienverfahren anerkannten Therapiemodelle:

- Verhaltenstherapie (bis zu 80 Sitzungen)
- Tiefenpsychologisch fundierte Psychotherapie (bis zu 100 Sitzungen)
- Psychoanalyse (bis zu 300 Sitzungen)

Sehr gute andere anerkannte Therapieangebote:

- Integrative Bewegungstherapie
- Gestalttherapie
- Atemtherapie
- Musiktherapie
- Selbstsicherheits-Training
- Gruppenseminare
- u.v.a.

Achtung: Vorgenannte Therapieverfahren werden auf *ambulanter* Ebene oft nicht von den Krankenkassen bezahlt. Anfragen!

5. Phase

Suche nach einem Therapeuten/einer Therapeutin:

(nach dem sog. Psychotherapeutengesetz von 1998 Diplompsychologen und ärztliche Psychotherapeuten → Richtlinienverfahren)

Es gibt auch gute Heilpraktiker und Psychologische Berater, die psychotherapeutisch behandeln. Ein Problem ist hier leider oft die Kostenübernahme. Nachfragen! Abschätzen, ob die Therapie es mir finanziell wert ist ...

Informationsmöglichkeiten:

- Gelbe Seiten
- Selbsthilfegruppen
- Kontakt- und Info-Stellen, z.B. KISS, Paritätischer Wohlfahrtsverband
- therapieerfahrene Freunde
- Hausarzt

Weitere Informationsquellen:

- Krankenkassen und Ersatzkassen
- Kassenärztliche Vereinigungen (siehe auch Internet)
- Psychotherapie-Informationsdienst (siehe auch Internet)
- Vereinigung der Kassenpsychotherapeuten (siehe auch Internet)
- Verbraucherzentralen (siehe auch Internet)

6. PHASE
Beim ersten Gespräch und nach Behandlungsbeginn

- Probatorische Sitzungen ggf. nutzen (5 Stunden »frei« vor Entscheidung der endgültigen Therapieaufnahme mit diesem Therapeuten)
- Stimmige Beziehung? Positive und negative Gegenüberstellung
- Vertrauen, Verständnis, Hoffnung, Gefühl der Geborgenheit?
- Kann mir der Therapeut Erfolgserlebnisse vermitteln?
- Lässt er mich diese emotional erleben?
- Finden Angstübungen mit dem Therapeuten außerhalb der Praxis statt?
- Was kann ich außerhalb der Therapie tun? (Anwendung des Gelernten in der Praxis/Handlungsanleitungen z.B. Übungen ohne Therapeuten)
- Kann sich der Therapeut von mir lösen?
- Kann ich mich von dem Therapeuten lösen, wieder selbstverantwortlich leben?
- Fazit ziehen, ggf. schriftlich

Anmerkungen:

Ich habe bisher drei Therapeuten mit unterschiedlichen Behandlungsansätzen kennen gelernt.

Einer der wichtigsten Ansätze scheint mir der zu sein, dass die Beziehung Therapeut/Patient stimmig sein muss und der Patient sich im Vorfeld seiner Therapie darauf gut vorbereiten sollte.

Mit dieser stimmigen »Chemie« ist nicht »Freundschaft« oder »sich gut leiden können« gemeint, sondern lediglich eine Basis, auf der ein Therapieerfolg stattfinden kann.

Nach eigenem Erleben ist das »den Spiegel vorgehalten bekommen« seitens des Therapeuten eine oft schmerzhafte, aber wichtige – weil ehrliche – Erfahrung. Auch wenn ein paar Tränen fließen oder die Ohren heiß werden, ist dies noch kein Grund zu der Annahme, die Beziehung sei unstimmig.

Eine Unstimmigkeit, die du nicht hinnehmen solltest, liegt jedoch vor, wenn sich folgende Situationen abzeichnen:

- schlechte bzw. fehlende Gesprächsatmosphäre (nicht ausreden lassen, nicht zuhören, verächtliche Gestik und Mimik, fertig machen, keine Richtung zeigen usw.)
- wenn lange Wartezeiten ausschließlich mit Medikamenten überbrückt werden.

Bitte beachte die vielfältigen Literaturempfehlungen zu diesem Thema.

Kein Mensch, der im Umgang mit sich selbst nicht vollkommen aufrichtig ist, kann wirklich Großes vollbringen.

JAMES RUSSEL LOWELL

Stationäre Behandlung in einer psychosomatischen Klinik

Viele Fragen im Anschluss an meine Vorträge zum Thema Klinik veranlassten mich, diesem Thema ein ganzes Kapitel zu widmen. Denn viele Betroffene, die vor der Entscheidung stehen, eine stationäre Therapie zu beginnen, haben davor einen wahren Horror.

Ich möchte mit diesem Kapitel ähnlich Betroffenen etwas die Angst vor der Klinik nehmen und sie ermuntern, sich gegebenenfalls auf eine stationäre Therapie einzulassen. Es könnte sehr nützlich für sie sein.

Ich selbst war von Ende Februar bis Mitte Mai 1997 zur stationären Behandlung in einer Klinik in Norddeutschland. Es handelte sich um eine Verhaltenstherapie. Laut ihrem Leitfaden möchte die Klinik den Patienten befähigen, zum Experten seiner eigenen Erkrankung zu werden.

Bei mir kam eine stationäre Therapie in Frage, weil die ambulante, häusliche Therapie (tiefenpsychologisch fundierte Therapie) auf Dauer nicht mehr Erfolg versprechend schien und meine Beschwerden ganz akut waren.

Ich möchte nicht verschweigen: Es gibt auch kritische Stimmen zum Klinikaufenthalt. Dies beruht zum Teil auf negativen Erfahrungen. Die meisten Negativ-Erfahrungen beziehen sich auf vermehrte oder ausschließliche Medikamentengabe. Ich kann dazu nichts Fachliches beitragen, aber einen Rat: Sei kritisch und informiere dich, gegebenenfalls im Gespräch mit deinem Haustherapeuten oder im Internet. Die meisten Kliniken haben Leitlinien formuliert, aus denen ihre Behandlungsphilosophie erkennbar ist.

Oft dauert eine Klinik-Therapie etwa 6 Wochen bis zu mehreren Monaten. Die Dauer des Klinikaufenthaltes scheint aber nicht zu den Hauptgründen zu gehören, warum eine solche Maßnahme häufig auf angstbesetzte Ablehnung stößt. Es werden häufig Bedenken gehegt wie:

- »So weit (so schlimm dran) bin ich noch nicht.«
- »Da kann ich mir gleich den Pass geben lassen.«
- »Ich fühle mich abgestempelt.«
- »Jetzt ist es so weit.«
- »Bin ich jetzt amtlich verrückt?«
- »Ich bin dann einsam, bestimmt bekomme ich Heimweh.«
- »Kommt mein Mann/Partner mit den Kindern klar? Was sagen meine Eltern? Was sagen die Kinder? Wie gehen sie damit um?«
- »Wird mein Mann/Partner Vertrauen zu mir haben, kann ich ihm vertrauen?«
- »Hoffentlich verliere ich meine Arbeit nicht.«
- »Hoffentlich kommen meine Arbeitskollegen klar ohne mich.«
- »Was kommt da auf mich zu?«
- »Hoffentlich wird da nichts losgetreten.«
- »Und wenn's nachher schlimmer wird?«
- »Vielleicht zahlt die Kasse nicht.«

All diesen Bedenken liegen meist tief verwurzelte Ängste zu Grunde:

- Angst davor, »abgestempelt« zu sein
- Angst vor Einsamkeit
- Angst vor dem Neuen
- Angst um den Arbeitsplatz
- Angst, mit den Kosten da zu stehen

Was gar nicht immer so bewusst ist, scheint die Angst vor der Begegnung mit sich selbst zu sein. Bin ich ehrlich zu mir? Ich denke, das ist der entscheidende Punkt: Kann ich in der Therapie mit mir selbst umgehen? Was ist, wenn ich mich selbst nicht leiden kann, wenn ich Dinge an mir entdecke, die mir nicht gefallen? Werde ich jetzt entlarvt?

Die daraus entstehende Chance wird nicht gleich von jedem wahrgenommen – nämlich einmal (und wahrscheinlich so schnell nicht wieder!!!) für sich selbst Zeit zu haben, eigene Entscheidungen treffen und sich selbst kennen zu lernen, sich selbst zu erfahren. Möglicherweise ist doch der Kerl oder die Frau in mir gar nicht so übel. Also – nur Mut! Und wer ist schon ohne Fehler? Kein Mensch! Das Ziel könnte doch auch darin bestehen, mich so anzunehmen, wie ich bin. Sich anzunehmen mit allen Fehlern, ohne das Entdecken der eigenen Fähigkeiten aus den Augen zu verlieren. Gerade das Entdekken der eigenen Fähigkeiten bringt mich letztlich weiter. Fehler hab ich sowieso. Und je mehr ich meine Fehler abstellen will, desto mehr treten auf ...

Lange Rede – kurzer Sinn: Ich möchte jeden ermutigen, einen etwaigen Klinikaufenthalt durchaus zu genießen. Bitte keine Angst!

Die Sorgen um den Partner, die Kinder oder den Beruf sind oft berechtigt. Doch sind sie auch immer ehrlich? »Oh Gott, was wäre, wenn 'die' ohne mich auskommen? Dann wäre ich ja überflüssig!«

Viele bauen sich Krücken: »OK, wenn ich mich schon für einen Klinikaufenthalt entscheide, dann aber in der Nähe. Meine Familie kann mich dann so oft wie möglich besuchen. Zur Not bin ich dann besser verfügbar, kann eventuell einspringen.« Dieser Anspruch kann natürlich auch vom Partner ausgehen.

Nachfolgend am Beispiel der Klinik, die *ich* besucht habe, ein Bericht über den Alltag in solch einer Einrichtung. Ich kann hier nur die Erfahrungen wiedergeben, die ich selbst gemacht habe; doch dieses Beispiel wird sicherlich für den einen oder anderen Leser die Hemmschwelle verringern, über einen Klinikaufenthalt zumindest schon einmal nachzudenken, weil er oder sie sich ein detaillierteres Bild vom Verlauf eines solchen Aufenthaltes machen kann.

Anreise und Ankunft in der Klinik

Die 550 km lange Bahnfahrt war nicht so ohne: mehrfaches Umsteigen und alleiniger Aufenthalt auf fremden Bahnsteigen. Doch ich habe es geschafft. Das erfüllte mich doch mit ein bisschen Stolz, wenn mit der Anreise auch einige Schweißausbrüche verbunden waren ...

Ich werde von einem freundlichen Fahrer (ein wichtiger erster positiver Eindruck) am Bahnhof abgeholt.

Ich melde mich an; überall freundliche Menschen und Gesichter. Ein »Pate« (ein bereits länger anwesender Patient) empfängt mich, zeigt mir die Räume, spricht über Essenszeiten und weiht mich in die Gepflogenheiten der Klinik ein. Fortan habe ich einen wichtigen Ansprechpartner. Später werde ich für einen anderen Patienten ebenfalls Pate sein.

Die ersten Tage

Termine und Eingewöhnung hielten mich erst mal auf Trab und zunächst die Angst fern. Doch die sollte noch kommen ...

Ich besuchte mit allen neu Ankommenden eine Auftaktveranstaltung, in der die Erwartungen der Patienten abgefragt wurden. Für die zu behandelnden Krankheitsbilder wurden gezielte Informationen gegeben. Dann wurden Verhaltensregeln besprochen. Sie entspringen nicht nur dem Wunsch der Klinikleitung, sondern charakterisieren auch die Erwartungen des jeweiligen Kostenträgers (Krankenkasse) an seine Patienten. Die Verhaltensregeln sind nicht sehr beschneidend. Wer bisher nach dem Motto lebte »Ich behandle meine Mitmenschen so, wie ich es auch von ihnen erwarte«, fühlt sich nicht besonders beengt oder gar bevormundet.

Dass ich bei einer so vielschichtig einschränkenden Erkrankung wie der Angst nicht übermäßig dem Alkohol zuspreche und mich an bestimmte Ruhezeiten halten muss, finde ich in Ordnung.

Ausgang war möglich bis 22.00 Uhr, ab 22.30 Uhr war Nachtruhe angesagt. Die Ausgänge wurden in einem dazu bereitgelegten Buch schriftlich fixiert.

Die Auftaktveranstaltung diente aber auch dem persönlichen Kennenlernen der neu aufgenommenen Patienten, eine – wie ich meine – wichtige Orientierungshilfe für den gesamten Aufenthalt.

Die Leitlinien der Fachklinik

Bevor ich auf die Personen näher eingehe, die mich fortan begleiteten, noch ein paar Worte zu den Leitlinien der Klinik:

Der Patient wird mittels eines verhaltenstherapeutischen Konzeptes zum Experten für seine eigene Problematik ausgebildet. Dazu gehören:

- Selbstbeobachtung
- Bewusstmachung von Kreislauffallen (Anm.: hier ist nicht der Herz-Kreislauf gemeint, sondern wiederkehrende, eingefahrene Verhaltensmuster)
- Motivation zur Eigenverantwortlichkeit
- Kennenlernen von Problemlösungsstrategien (Handeln statt Weglaufen!)
- Aufgeben von Ersatzbefriedigern

Handeln – nicht behandeln lassen! Tun statt vermeiden! Nichts vermeiden außer Vermeidungen!

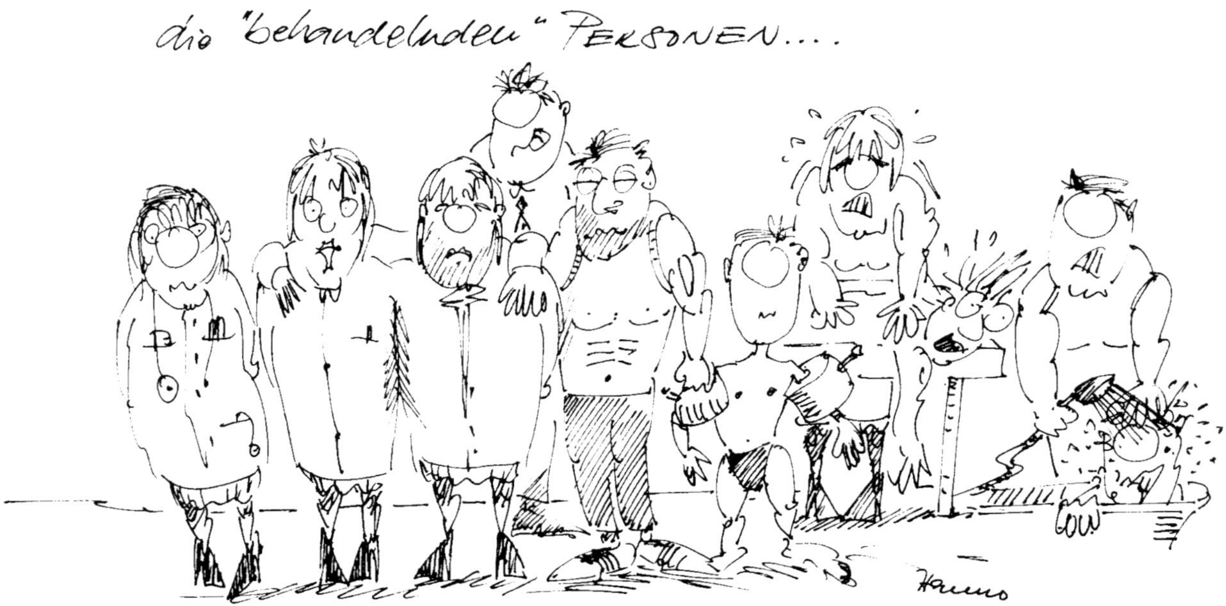
die "behandelnden" PERSONEN....
GOW
Hanno

Die Personen

Nach und nach lernte ich die Personen kennen, die mit meiner Behandlung in den nächsten Wochen zu tun haben sollten:

- Teamarzt[6]
- Bezugstherapeut
- Co-Therapeut
- Sportlehrer / Schwimmlehrer
- Ergotherapeut
- Sozialarbeiter
- med. Bademeister
- Mitpatienten

Bald nach der Auftaktveranstaltung ging es zur ersten ärztlichen Untersuchung: Blut, Urin, EKG, ggf. EEG, alles, was so dazugehört, ferner Feststellung des Körpergewichtes und Ermittlung etwaiger bisheriger Medikamenteneinnahme.

Patienten, die auf Medikamente eingestellt waren, bekamen ihre Medikamente zentral zu bestimmten Zeiten. Medikamente auf dem Zimmer waren außer der Tagesdosis nicht erlaubt. Einige durften ihre Medikamente nur unter Aufsicht einnehmen.

Teambildung

Mit den Patienten wurden so genannte Teams gebildet, die – einfach ausgedrückt – vergleichbar mit Schulklassen sind. Für jedes Team wurde ein Teamsprecher bestimmt. An jedem Morgen gab es Teambesprechungen, bei denen die Tagestermine festgelegt, Informationen gegeben, aber auch Mitpatienten, die ihren Aufenthalt beendeten, verabschiedet wurden. Jedes Team verfügte über das Klinikpersonal, das ich bereits

[6] Im Folgenden sind mit der maskulinen Form immer beide Geschlechter gemeint.

vorgestellt habe. In der Regel ist der Patient vom Anfang bis zum Schluss im selben Team.

Eine kurze Anmerkung zum Folgenden:

Es kann sein, dass das Selbstverständnis der von mir vorgestellten Personen anders ist als von mir wahrgenommen.

Der Teamarzt

Er ist der erste Ansprechpartner für medizinische Probleme für Mitglieder des jeweiligen Teams. Er geht auf körperliche Beschwerden ein, führt Untersuchungen durch und veranlasst gegebenenfalls weitere Untersuchungen durch die medizinische Abteilung des Hauses.

Denkbar ist auch eine Überweisung an einen Facharzt, z.B. Hals-Nasen-Ohren-Arzt oder Zahnarzt.

Der Teampsychologe bzw. Bezugstherapeut

Dem ersten Gespräch mit meiner Bezugstherapeutin ging eine Sitzung mit einer leitenden Psychologin voraus, die sich für die internen Sitzungen der Teampsychologen ein Bild von mir machen wollte. Möglicherweise war dieses Gespräch richtungweisend für meine weitere Behandlung.

Die Bezugstherapeutin führte mit mir die Einzeltherapie durch und entwickelte ein individuelles Behandlungsprogramm. Bei unvorhergesehenen Zwischenfällen, z.B. bei einer Verschlechterung des seelisch-geistigen Zustandes, war sie Ansprechpartnerin für weitere Maßnahmen bzw. für erklärende Informationen, welche Faktoren zur Verschlechterung des Gesundheitszustandes geführt haben könnten.

Eine Sitzung kann harmonisch sein, oder aber es geht hart her. Immer dann, wenn der vorgehaltene Spiegel weh tut, kommt er doch dem Kern des persönlichen Problems sehr nahe. Dabei kann es durchaus mal ein paar Tränen geben. Mir ging es unmittelbar nach einer Sitzung oft schlecht. Ich war aufgewühlt, hatte wirre Gedanken und dachte oft: »Jetzt weiß ich gar nichts mehr ». Wenn ich mich jedoch bereit zeigte, mich mit dem konfrontierten Problem auseinander zu setzen, ging es nach einer Weile oft spontan aufwärts.

Bis heute sind mir die Gespräche über den Zusammenhang Angst auslösende Gedanken / Angst und das persönliche Umgehen mit Katastrophengedanken (»Was hält die Angst aufrecht?«) in Erinnerung geblieben und haben mir sehr viel gebracht.

Der Co-Therapeut

Meist sind Co-Therapeuten ausgebildete Krankenpfleger oder stammen aus einem ähnlichen Beruf. Sie haben sich therapeutisch weitergebildet. Ich würde meine Co-Therapeutin als eine distanzierte Freundin bezeichnen, die zugleich Bindeglied zwischen Patient und Bezugstherapeutin ist.

Sie regulierte (zu hohe) Erwartungen, fragte nach meinem generellen Wohlbefinden (»Wo drückt *noch* der Schuh?«). Ferner gab sie Anweisungen und Ratschläge und war eine wichtige Instruktorin und Begleiterin bei Angstübungen.

Der Sportlehrer

Er leitete sportliche Übungen wie Gymnastik, Joggen, Fußball, Schwimmen u.a.m. Seine Tätigkeit ging über eine normale Übungsleiterfunktion hinaus.

Der Sport in der Therapie wurde mit Sicherheit nicht nur des Sportes willen betrieben. Der Sporttherapeut wies auf überstarke, aber auch fehlende positive Emotionen (Freude, Torjubel etc.) hin. Ferner schätzte er die körperliche Fitness des Patienten ein und griff bei drohender Überlastung, z.B. durch Übermotivation und falschen Ehrgeiz, aber auch bei Unterforderung (Kneifen!) regulierend ein. Außerdem ging es um Stressabbau, Teamgeist, Fairness, verlieren lernen und können und um den Spaß, den der Sport bereiten soll.

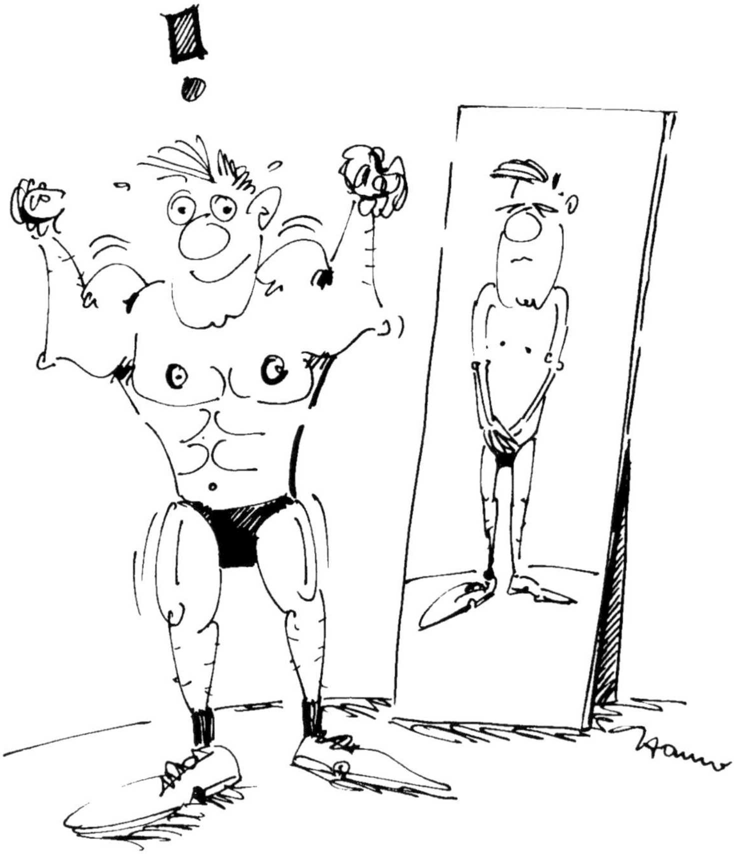

Meist unterschätze ich mich selbst

Lernziel: »Wie kann ich Sport treiben, um meinen Spaß zu haben?«

Ich kann mir ferner vorstellen, dass er über die jeweilige gesundheitliche Situation seiner Sportler informiert war und sich so auf Beschwerden wie Hyperventilation oder Platzängste einstellen konnte.

Der medizinische Bademeister

Mit einem Lächeln auf den Lippen konstatiere ich, dass meine Bezugstherapeutin einen deutlichen Hang zu Pfarrer Kneipp hatte, denn die meisten Mitglieder des Teams wurden morgens ganz früh zu einer kühlen Ganzkörperabspritzung mit einem Schlauch geschickt. Ich meine das gar nicht negativ; es tat mir und meinem Kreislauf sichtlich gut. Mit der Zeit hätte mir sicherlich was gefehlt. Als selbständige Übung gehörte auch Wassertreten mit zum Programm.

Entspannungsbäder mit Hopfen oder Melisse bei 38 Grad empfand ich als sehr anstrengend, ließen mich aber meist wohlig einschlafen.

Der Sozialarbeiter

In diesem Bereich konnte ich keine eigenen Erfahrungen sammeln. Der Sozialarbeiter beriet die betreffenden Patienten bezüglich Klärung beruflicher Probleme, die sich aus der Erkrankung ergaben, und half bei Problemen mit den Arbeitgebern oder den relevanten Ämtern. Innerhalb und außerhalb der Klinik konnten manche Patienten auch Arbeitsversuche unternehmen.

Der Ergotherapeut

Die Arbeit meiner Ergotherapeutin bestand in der Leitung bzw. Anleitung kreativer Arbeiten wie Malen, Töpfern, Basteln und verschiedener Gruppenprojekte. Ich war zunächst negativ eingestellt, ließ mich jedoch eines Besseren belehren und war bald eifriger und pünktlicher Besucher der jeweiligen Therapiestunden.

Ich habe zunächst die einzelnen Therapeuten vorgestellt; auf die *Mitpatienten* als »Therapeuten« (!) gehe ich später ein.

Ich möchte nun einige Therapiebausteine im Detail beschreiben:

Die Gruppentherapie

Diese Form der Therapie war für mich immer sehr spannend. Die Gruppentherapie ist quasi ein »heißer Stuhl« mit fachlicher Begleitung. Für die Teammitglieder Pflichtveranstaltung, wurde sie meist von der Teamärztin und einem Teampsychologen geleitet. Hier konnte ein Patient – wenn er wollte – sein persönliches Problem vorstellen. Oft dauerte es etwa zwei bis drei Wochen, bis der Betroffene die innere Bereitschaft besaß, seine Probleme darzustellen. Der Probleminhaber erzählte seine »Geschichte«, das, was passiert war, die Auswirkungen und wie er sich fühlte, ferner die Gedanken, die ihm durch den Kopf gingen, ob er eventuell schon selbst Lösungsansätze sieht bzw. schon praktiziert hatte.

Alles Wesentliche wurde an einem Flip-Chart aufgeschrieben, Zwischenfragen waren erlaubt. Das Problem wurde so »sichtbar« gemacht und »vor Augen« geführt. Er erhielt von der Gruppe ein Feedback, wobei die Teamleiter moderierten. Alle Anregungen wurden gesammelt und visualisiert; eine wirkliche Hilfe von unschätzbarem Wert! Ich gehe gar einen Schritt weiter: Diese Doppelstunden würde ich noch heute als Favoriten meiner Behandlung bezeichnen.

Die Ergotherapie

Bei der Ergotherapie geht es garantiert nicht darum, das schönste Schmuckstück zu basteln, zu töpfern oder zu werkeln, sondern eher darum, wie ich mich mit einer Beschäftigung entspannen kann. Bei meinen vorher geschilderten hohen Erwartungen fiel mir dies natürlich sehr schwer. Ich wollte selbst noch beim Entspannen den ersten Preis gewinnen. Bei unseren Gruppenprojekten kam noch eine weitere wichtige Erfahrung hinzu: Ich konnte ein anderes Verhalten trainieren: mit vielen Ideen ausgestattet, die Lösung immer vor Augen und stets den Anfang machend, nahm ich mich nun in Absprache mit der Therapeutin und der Gruppe zurück.

Im Rahmen unseres Projektes erstellten wir einen so genannten »Patientenführer«, eine kleine Broschüre, die es den neu angekommenen Patienten etwas leichter machen sollte, sich in der Klinik und ihrer Umgebung zurechtzufinden.

Bevor ich nun zu einem beispielhaften Tagesablauf komme, möchte ich ergänzend aufzählen, welche Therapieformen ich noch kennen lernte:

- Muskelentspannung nach Jacobsen
- Training sozialer Fertigkeiten
- Genusstherapie

Auf die Muskelentspannung bin ich ausführlich in meinem Buch »Aus der Dunkelheit ans Licht« eingegangen.

Ein Hinweis noch: Bitte mach nicht den Fehler, die Qualität eines stationären Aufenthaltes an der Anzahl der Anwendungen festzumachen! Schließlich ist es wichtig, genug Zeit für sich selbst zu haben, sich mal nur um sich zu kümmern: rausgehen in die Stadt, Spaziergänge machen, Angstübungen, lesen, nichts tun (!), nachdenken und vieles mehr.

Entspannung statt Passivität einerseits und sinnvolles Handeln statt blinden Aktionismus andererseits!

Wochenplan

Ich bin ein Fan des geschriebenen Wortes. Wenn ich mal nicht weiter wusste, setzte ich mich in einem gemütlichen, störungsfreien Umfeld an einen Tisch und schrieb auf, was mir so durch den Kopf ging. Die Probleme wurden plötzlich sichtbar und gleichzeitig lösbar. Und wenn ich nicht wusste, wo ich anfangen sollte, nun, dann fing ich eben irgendwo an.

Mein schriftlich verfasster Wochenplan war zugleich eine Art Tagebuch. Ich konnte all das sehen, was ich geleistet hatte, und mir einige Zusammenhänge, die mir vielleicht vorher nicht klargewesen waren, bewusst machen.

Noch ein Wort zu den Mitpatienten

Der tägliche Umgang mit den Mitpatienten im sozial-emotionalen Bereich ist ein wesentlicher Bestandteil der Therapie.

Mit der Zeit suchte ich mir meine Begleiter nach bestimmten Kriterien aus. »Was geben Sie mir?«, »Was bedeuten sie für meinen Weg?« und »Was kann ich von ihnen lernen?« Ich gehe dabei nicht nur von Sympathie aus, denn ich kann auch von mir nicht so »genehmen« Menschen viel lernen. Ich orientierte mich dennoch mehr an Mitpatienten, die gesund werden wollten.

Montag	*Dienstag*	*Mittwoch*	*Donnerstag*	*Freitag*	*Samstag*	*Sonntag*	*Bemerkung*
Unruhe, unmotiviert ich fang mich gute Gruppe Panik bei Betreten des Speisesaales	Tränen bei Therapie Nachdenken Es geht wieder Kaffee in der Stadt ... besser	Gut geschlafen Zu viel Sport? Reg ich mich zu sehr über unbedeutende Dinge auf?	Freude auf Übung Turm bewältigt Ich habe wieder abgenommen Gute Entspannung	Gedanken! Wandanstarren ... Auf geht's! Wichtiger Anruf Zuversicht	Albtraum, aber wichtig Hinweis auf Trauer Joggen Essen gehen Abends Ausgang	Lange geschlafen Schwimmen Nichts tun Spaziergang Kurkonzert	Ich bekomme allmählich Lösungen von meinem Inneren präsentiert

Diese Woche ist viel passiert ... Ich sehe Fortschritte ... Der 2. Blick verleiht manchmal andere Einblicke ...

Die wohl wichtigste Erfolgsregel lautet: Es gibt nur einen Boss in deinem Leben: Du.

LEBENSFREUDEKALENDER 2005

Medikamente – ein spannendes Thema

In meinem ersten Buch bin ich bereits auf dieses sehr heikle Thema eingegangen. Heikel deshalb, weil ich geschrieben habe, der Verzicht auf Medikamente mache die Behandlungsergebnisse ehrlicher. Ferner schilderte ich meine Angst vor Medikamenten. Angst hatte ich – und habe sie immer noch (ich nehme keine Medikamente) – konkret vor den Nebenwirkungen und einer möglichen Medikamentensucht.

Diese Aussagen, so die konstruktive Kritik, seien zwar als meine Meinung gekennzeichnet, hätten aber – veröffentlicht – einen meinungsbildenden Effekt auf meine Leser. Dieser Umstand habe nicht immer einen positiven Einfluss, und die Empfehlung, auf Medikamente zu verzichten, sei nicht für alle Fälle korrekt.

Mir ist es daher wichtig, meine Ansichten zum Thema Medikamente zu differenzieren. Zweifelsohne bin in den letzten Jahren weiter gereift; dennoch sollte klar sein, dass ich keine fachspezifischen Aussagen treffen kann!

Medikamente wirken offensichtlich sehr unterschiedlich, z.B. Baldrian: Während es auf manche Menschen entspannend wirkt, ließ es mich nachts im Bett fast »stehen«, hat mich eher stimuliert.

Genauso scheint es auch mit schulmedizinischen Beruhigungsmitteln und Psychopharmaka zu sein. Manchen hilft die Einnahme dieser Mittel, andere vertragen sie nicht oder die therapeutisch gewünschte Wirkung tritt nicht ein. Manche spüren Nebenwirkungen, andere wiederum nicht ...

Nun zum Punkt: Ich glaube, in bestimmten Situationen kann bei der Therapie nicht auf die Gabe von Medikamenten verzichtet werden. Als ich z.B. nach wochen- und monatelangen Schlafstörungen ausgebrannt war und keine Energie mehr hatte, half mir ein Beruhigungsmittel über diese Situation hinweg.

Ein gesunder Schlaf bewirkte, wieder das Gefühl zu haben, morgens erfrischt und ausgeruht zu sein. Wie oft ging ich abends ins Bett und erwachte morgens, ohne dass der erwünschte Erholungseffekt des Schlafes eingetreten war. Vom Empfinden her »müde aufgewacht«, hätte ich mich nach kurzer Zeit direkt wieder schlafen legen können.

Vor allem bei quälenden suizidalen Gedanken und Absichten – »Es macht ja eh keinen Sinn, dass ich lebe!« – kann der ärztlich begleitete Einsatz von Medikamenten sicher stellen, dass der Patient aus dem tiefen Tal des Trübsinns und der Hoffnungslosigkeit wieder herausfindet.

Meine Meinung hat sich nicht geändert, was die Risiken einer Dauereinnahme oder eine reine Beschränkung auf Medikamente (ohne weitere Therapie) betrifft: Die Einnahme von Medikamenten ist für den Betreffenen dann eine bloße Krücke, das Leben »durchzustehen«, ohne sich darüber Gedanken zu machen, je ohne Krücken wieder laufen zu können. Dabei ist es immens wichtig, hinter die Gründe zu kommen, die zu einer Lebenskrise geführt haben.

Ich möchte mir auch meine Skepsis (Skepsis ist ja nicht immer schlecht), meine Kritikfähigkeit und meinen gesunden Menschenverstand erhalten. Ich habe bereits einige Nebenhöhlen- und Bronchialentzündungen ohne Antibiotika überstanden – um dann, wenn die Einnahme unumgänglich war – zu spüren, wie sehr (in positiver Weise) sie wirken, wenn ich sie brauche.

Mein Rat geht in die Richtung, sorgsam den Nutzen und die Nebenwirkungen von Medikamenten gegeneinander abzuwägen und nicht mit Kanonen auf Spatzen zu schießen.

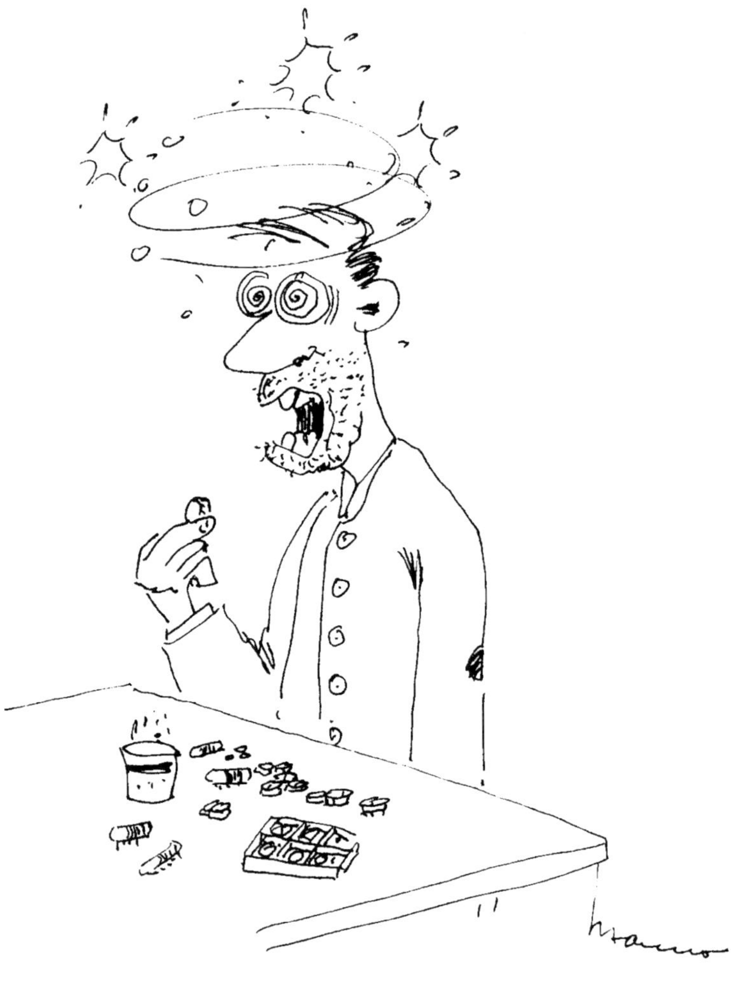

Mit Medikamenten hab ich keine Angst

Kritiker einer Langzeiteinnahme von Antidepressiva mahnen immer wieder, die Wirkung sei nur sichergestellt, wenn der Betroffene mit der Zeit immer höhere Dosen zu sich nehme. Und manche Medikamente zeigen zum Teil eben genau die Nebenwirkungen in Beschwerden, die man mit den Medikamenten doch bekämpfen wollte: Antidepressiva machen depressiv, Kopfschmerzmittel erzeugen Kopfschmerzen u.a.m. Ein undurchschaubarer Kreislauf beginnt.

Was also nun? Der goldene Mittelweg wäre wie so oft nicht verkehrt: Letztlich gehört Vertrauen zum jeweiligen Behandler (Therapeut, Arzt oder Heilpraktiker) dazu, aber auch das Selbstbestimmungsrecht des Patienten und das Verantwortungsgefühl der behandelnden Personen dürfen nicht vernachlässigt werden. Ich persönlich bin weiterhin sehr kritisch – und werde mir dies auch bewahren.

In vielen Gesprächen im Rahmen meiner Vorträge bekam ich zu hören, was etliche Betroffene auf der Suche nach einem geeigneten Therapeuten zu hören bekamen:

»In einem Jahr habe ich einen Platz und Zeit für Sie, nehmen Sie bitte solange diese Pillen, die ich Ihnen verschreibe.«

So soll es – glaube ich – nicht sein!

Ich bin mir der Verantwortung dieser Zeilen sehr wohl bewusst. Deshalb noch ein Appell an meine Leser: Bitte macht nicht den Fehler, euch selbst medikamentös zu therapieren. Und wenn jemand aufgrund meiner Zeilen sofort sein Medikament absetzen möchte, hat er mich falsch verstanden. Bitte nie auf fachliche Begleitung und den fachlichen Rat verzichten.

Bitte keine Experimente! Bedenke, dass auch das wahllose Einnehmen von sog. pflanzlichen Mitteln und Nahrungsergänzungsmitteln seine Tücken und Gefahren haben kann.

Die längste Reise ist die ins Innere – für den, der in sein Geschick eingewilligt und seine Suche begonnen hat.

DAG HAMMARSKJOLD

Selbsthilfegruppen

Wenn du bisher etwas über Selbsthilfegruppen vermisst hast: dazu ein paar Worte ...

Ich habe den Eigenanspruch, nur von Dingen zu sprechen, die ich entweder selbst erlebt oder zumindest durch den Umgang mit ebenfalls Betroffenen erfahren habe. Also – ich war nie in einer Angstselbsthilfegruppe, habe jedoch zahlreiche Kontakte.

Ich kann mir auf jeden Fall vorstellen, wie wichtig ein(-e) Leiter(-in) für die Gruppe ist. Seine/Ihre Motivationsfähigkeit, positiv nach vorne zu schauen, ist der Knackpunkt einer Selbsthilfegruppe. Sofern die Mitglieder starr sind, innerhalb der Gruppe nur »abladen« und sich gegenseitig nur in ihrem *Leid* unterstützen, wenn also der ernsthafte Wille fehlt, etwas zu tun statt nur zu reden, halte ich den Sinn einer solchen Gruppe für verfehlt.

Ich glaube auch, dass die mit der Leiterfunktion betrauten Menschen eine große persönliche Belastung auf sich genommen haben, die große Anerkennung verdient. Ich grüße diese Menschen deshalb und wünsche ihnen viel Kraft und die notwendige »besorgte Distanz«, die sie benötigen, um sich von ihren »Schäfchen« in einem gesunden Maße abzugrenzen.

Trotz meiner Bedenken begrüße ich von meiner Grundeinstellung her die Kontaktaufnahme zu einer Selbsthilfegruppe.

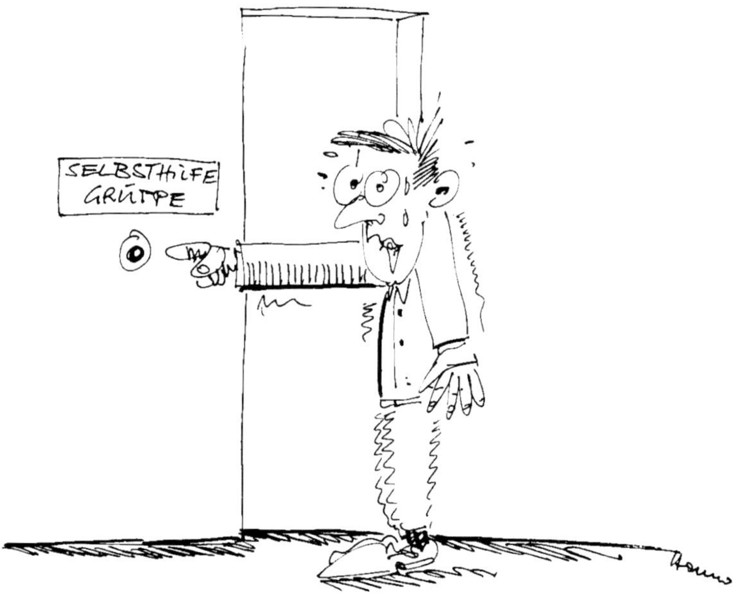

Mein erster Besuch bei einer Selbsthilfegruppe

Noch zwei gute Tipps:

Du findest im Internet unter www.nakos.de eine große Datenbank international, national und regional tätiger Kontakt- und Informationstellen – geordnet nach Bundesländern –, die dir regionale Selbsthilfegruppen vermitteln können.

In Nordrhein-Westfalen gibt es auch Hilfe unter: www.selbsthilfenetz.de. Diese Seite ist noch ausführlicher, da sie auf das Bundesland NRW zugeschnitten ist.

Ausflüchte führen immer wieder zu neuen Ausflüchten.
MARGARET A. ROBINSON

Angst und Chatten

Ich bin technischem Fortschritt gegenüber durchaus aufgeschlossen. Ich bin übrigens ein Fan von Querdenkern. Glaubten wir nur den (konservativen) Wissenschaftlern bedingungslos, könnten wir heute nicht fliegen und dächten immer noch, die Erde wäre eine Scheibe.

Die sicherlich rascheste Entwicklung macht derzeit der Genosse Computer. Kaum gekauft, schon wieder alt! Ein Leben ohne das Medium Internet? Undenkbar! Hausaufgabenhilfe, Wetterdienst, Selbsthilfe, Wissen, Kommunikation in Sekundenschnelle rund um den Erdball, Referate, Info-Gewinnung, Urlaub, Chat ... nun, alles sehr praktische Dinge.

Aber auch im Chat hat die Medaille zwei Seiten. Alles mit Maß und Dosis! Die Erfahrungen, auf die ich mich beziehe, habe ich insbesondere in so genannten Psycho–Chats (Lebenshilfe) gemacht.

Hier sehe ich die Gefahren einer übermäßigen Inanspruchnahme solcher Medien in der zunehmenden Unfähigkeit, sich eigene Gedanken zu machen und sich nur »berieseln« zu lassen. Es kann sein, dass der Betroffene seine Sozialkontakte nur noch im Chat hat und sich so eine Art Ersatzwelt schafft.

In solchen Fällen verkehren sich normalerweise geeignete Kommunikationsmöglichkeiten ins Gegenteil. Ich suche mir die gemütliche Nische einer vollkommenen Scheinwelt und beruhige mich damit, wie kontaktfreudig und kommunikativ ich sei. Ich mache mir selbst was vor. Ich bekomme falsche Liebe, falsches oder vorgetäuschtes Mitgefühl, falsche oder getarnte Namen und bemerke meine eigentliche Isolation gar nicht mehr.

Da gab es Menschen, die den ganzen Tag eingeloggt waren und dann noch anderen *Leidensgenossen* schlaue Tipps gaben!

Und was hätte *ich* im Psycho-Chat zu suchen, wenn es mir doch gut ginge?, hieß es. Ich kam mir fast vor wie ein Verräter ...

Ich sehe deshalb den Chat mit kritischer Distanz. Die *Wir-fassen uns alle an der Hand und bedauern wie schlecht es uns geht*-Mentalität scheint als Mittel für die Angstbewältigung doch recht abwegig zu sein.

Mein Fazit: Immer ich selbst sein, mich nicht einer scheinheiligen Gruppendynamik hingeben, mich nicht abhängig machen, nicht mit den Wölfen heulen, weil es ja so schön unstressig ist.

Ich meine: *eine* praktische Angstübung ist wesentlich mehr wert, als 24 Stunden Tag für Tag zu chatten!

Gute Leute sind deshalb gut, weil sie durch ihr Scheitern Weisheit erlangt haben.

WILLIAM SAROYAN

Das Lernbuch

»Warum passiert das immer nur mir?« So oder ähnlich könnte der Ausspruch eines Menschen lauten, der glaubt, alles Unglück dieser Welt treffe immer nur ihn.

Nun, es ist ein Irrtum, wenn ich denke, nur mich treffe es und die anderen blieben von all dem verschont.

Hierzu erzählt Sogyal Rinpoche in seinem Buch »Das Tibetische Buch vom Leben und vom Sterben« eine Geschichte:

> Ein Meister begegnet einer weinenden Mutter und fragt nach dem Grund ihres Klagens.
> »Nun, mein kleines Mädchen ist gestorben, ich bin gut und andere schlecht, warum aber passiert mir das immer? Die anderen haben immer Glück.«
> »Geh, sagte der Meister, »und frage im Dorf nach, welche Familie bisher noch *keine* Schicksalsschläge hinnehmen musste, und bringe mir bitte für jede Familie eine Erbse mit«.
> Als die Frau zurückkam, hatte sie keine einzige Erbse dabei ...

Die Botschaft dieser Geschichte muss nicht immer mit Trauer und Tod zu tun haben. Vielmehr sind es die kleinen Situationen des Alltags, die uns verzweifeln lassen: eine Zahl am Sechser vorbei, beinahe einen Porsche gewonnen, der andere wurde befördert, meine Gebete werden nicht erhört, und jetzt hat der von Grund auf böse Nachbar sogar in der Lotterie gewonnen. Ich wünsche ihm die Pest an den Hals, und was passiert? *Ich* werde krank – ich!

Nun – dazu gibt es einige zu erörternde Aspekte: Es scheint so, als wären die Kirschen in Nachbars Garten grundsätzlich roter, dicker und süßer.

Oder werde ich gerade deshalb krank, weil ich einem anderen genau dies wünsche?

Die Beispiele sind unerschöpflich. Könnten wir mit diesen Misserfolgen nicht besser umgehen, wenn wir sie nicht mehr so vordergründig betrachteten, sondern lernten, sie zu verstehen? Warum passiert mir das in dieser Situation? Und warum passiert mir die gleiche Situation immer wieder?

Wie heißt es so schön: »Brich nicht vorzeitig alle Brücken hinter dir ab, du weißt ja nicht, wie oft du denselben Fluss überqueren musst!«

Jeder sollte sich ein so genanntes Lernbuch zulegen (z.B: Vokabelheft, DIN-A5-Heft) und sich abends vor dem Schlafengehen vergegenwärtigen, was er am Tag gelernt hat, z.B.: *Heute habe ich gelernt, mich nicht aus der Ruhe bringen zu lassen, mich zu wehren*, und genau diese Zeilen in das Buch einzutragen.

Fortan werde ich nicht mehr der Mensch sein, der stets vom Pech verfolgt wird, das verspreche ich dir...

Was wir von den Hunden lernen können

Die folgende Lebensweisheit von unseren Freunden, den Hunden, beantwortet sehr eindringlich die Frage, was wir Menschen von Tieren lernen können.

Wenn dir ein lieber Mensch begegnet,
begrüße ihn überschwänglich
und voller Freude,
lasse keine Gelegenheit aus,
Spaß zu haben.
Wenn es angebracht ist,
ordne dich unter.
Lasse es andere wissen, wenn sie dein
Territorium und deine Rechte verletzen.
Beiße nicht,
wenn es ein Knurren auch tut.
Entspanne dich und genieße
das Faulsein.
Genieße es, dich zu bewegen und
lange Spaziergänge zu machen. [7]

Orientieren wir uns an diesen polaren Verhaltensweisen der Hunde, ergeben sich für uns Menschen ein paar wichtige Erkenntnisse. Wir können uns bei ihnen viel Nützliches abschauen: Keine Gefühle zeigen macht (meist organisch) krank, Missmut lässt mich alles schwarz sehen. Wenn wir andere nur angreifen, bekommen wir auch oft eins auf die Nase; es gibt Situationen, in denen Unterordnung notwendig ist.

Wenn wir unsere Grenzen nicht zeigen, sind wir vielleicht beliebt, aber auch häufig der Ochse, der sich mit dem Ring durch die Nase leicht führen lässt. Überreaktionen bringen uns nicht weiter, weil wir dann oft über das Ziel hinausschießen.

---

[7] Aus: *Lebensfreude-Kalender 2005*; mit freundlicher Genehmigung des Verlags / © PAL-Verlag

Und würden wir uns Pausen nehmen und unsere Aktivitäten dazu in einer vernünftigen Waage halten, brauchten wir nicht so oft zum Arzt zu gehen.

Die verschobene Waage zu Ungunsten der Pausen bringt viel Stress ins Spiel, der leider schädlich für unser Herz ist. Es wäre also eine Herzensangelegenheit, die Spielregeln der Hunde zu beachten.

Wenn ich meine Hündin beobachte, kann ich all dies lernen.

Und – sie nimmt mich in die Verantwortung. Täglich! »Heute mal nicht« gibt es nicht. Sie verlangt auch Pflege und Zuwendung, wobei das Streicheln auch der eigenen Seele gut tut. Nicht zu vergessen die Abnahme von Erkältungskrankheiten in unserer Familie ...

Was mich bewog, ein Kapitel über meinen Hund in einem Angstbuch zu schreiben, ist die faszinierende Einfachheit, das (scheinbar) Wenige, mit dem man zufrieden sein kann, wenn man die Prioritäten öfter mal so setzt, dass eine Besinnung auf das Notwendige möglich wird.

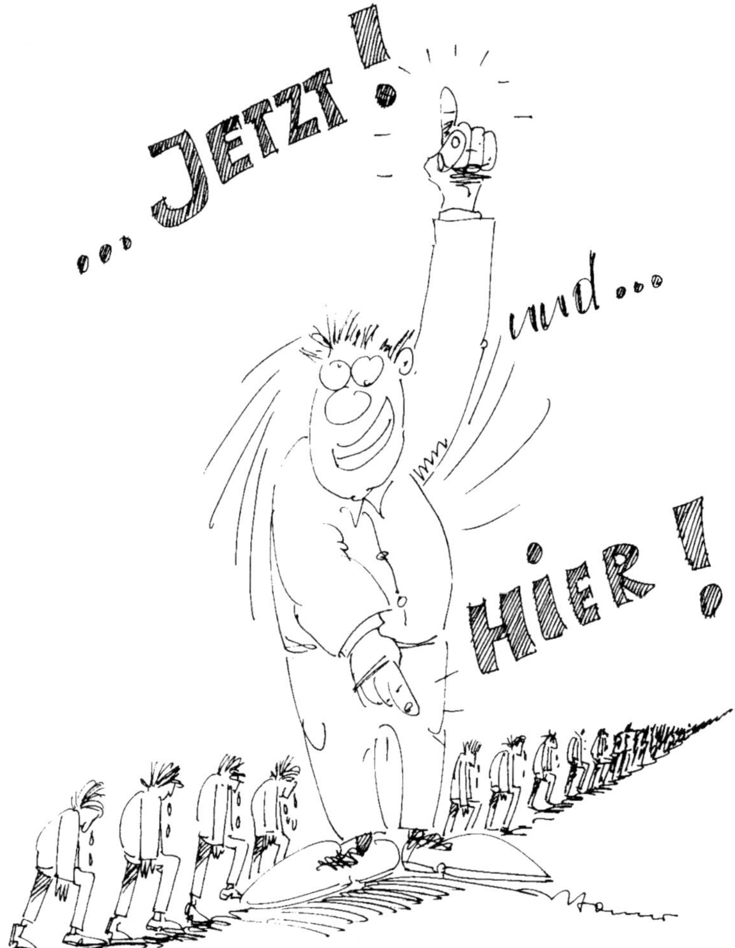

Leben im Hier und Jetzt

Betrachte die Vergangenheit wie ein Geschoss:
Einmal abgefeuert, ist es verpufft.
CATHERINE BAUBY

Vergangenheit, Gegenwart, Zukunft ...
Wo bin ich? Warum warten, bis es zu spät ist?

Ein weiser Spruch sagt: »Wer (zu) viel in der Vergangenheit lebt, wird depressiv, wer (zu) viel in der Zukunft lebt, bekommt Angst.« In der Gegenwart leben ist oft der Schlüssel zum Glücklichsein und wohl die beste Prävention für die persönliche Gesundheit. Wer in der Gegenwart lebt, ist konzentriert auf den Augenblick, steht nicht schon, wenn er sitzt, und denkt nicht an den Abwasch, wenn er noch isst (schmeckt dann überhaupt noch das Essen?).

Folgende Geschichte hat mich nachdenklich gemacht und mein Denken positiv beeinflusst. Ich halte sie für so wertvoll, dass ich sie gerne meinen Lesern wiedergebe.

Schocktherapie

Nichts, aber auch gar nichts deutete beim Start in Heathrow auf Ungewöhnliches hin. Und doch sollte dieser Flug nach Islamabad mein Leben von Grund auf verändern. Fast genau zwei Jahrzehnte waren vergangen, aber ich habe jede Einzelheit in Erinnerung behalten, als sei alles erst gestern, vor wenigen Stunden gewesen.

Die Boeing 707 war schon nach wenigen Minuten durch die Wolkendecke gestoßen und flog nun auf Kurs Ost dem neuen Tag entgegen.

In wohliger Müdigkeit träumte ich vor mich hin. So viel wie möglich wollte ich in den vor mir liegenden 4 Wochen sehen. Zwar hatte ich in Frankfurt einige Espresso getrunken, aber die belebende Wirkung hielt nicht lange

an. Wenn über Jahre hinweg beruflicher Stress gleich kannenweise mit Kaffee verdrängt wird, lässt sich der menschliche Organismus auch vom Koffein kein X für ein U mehr vormachen.
Neben mir im Jet saß ein Perser. Das Alter war schwer einschätzbar, zwischen fünfzig und sechzig. Das Gesicht scharf geschnitten, graues Haar, buschige Augenbrauen. Ein dezenter, gepflegter Typ. Mein besonderes Interesse erweckte er indessen erst, als die Stewardessen den Imbiss servierten. Mit einer Fingerfertigkeit ohnegleichen öffnete er die kleinen Päckchen, Döschen und Beutel, die Brot, Butter, Käse, Konfitüre, Salz, Pfeffer und Milchpulver enthielten. Ich kann mich nicht entsinnen, jemals so schmale, feingliedrige und geschickte Hände bei ihrem Tun beobachtet zu haben. In fast neidvoller Bewunderung schaute ich zu. So viel Ruhe, soviel Gewandtheit hätte ich niemals aufgebracht. Auf meinem Tablett herrschte denn auch, ich gestehe es freimütig, ein wirres Durcheinander. Mehr noch: das Chaos.
Mein persischer Nachbar schien bemerkt zu haben, dass ich nun hellwach war. Nachdem er das Dessert, ein kleines Stück Torte, verzehrt hatte, wandte er sich freundlich lächelnd mir zu. »Geschäftlich unterwegs?«, fragte er in englischer Sprache. »Nein«, sagte ich, »nicht beruflich, rein privat. Es ist eine Ferien-, eigentlich eine Studienreise.« »Wohin, wenn ich fragen darf?« Ich zählte die einzelnen Stationen des Programms auf. Er hörte aufmerksam zu und fragte, ob ich Kunsthistoriker sei. »Aber nein«, entgegnete ich, »von Beruf bin ich Journalist, politischer Redakteur an einer Tageszeitung.«
»Sie wissen, dass Journalisten gegenüber anderen Berufsständen eine verkürzte Lebenserwartung haben?«, fragte er daraufhin unvermittelt und sah mich prüfend von der Seite an. Nach einer kurzen rhetorischen Pause fügte er hinzu, er sei Arzt und komme von einem Medizinerkongress in London. Dort seien die Einflüsse der Erwerbstätigkeit auf den Lebensablauf eingehend erörtert worden. Was speziell die Presseleute angehe, da

gäben die Statistiken sehr aufschlussreiche, wenn auch wenig erfreuliche Auskünfte.
Selbstverständlich hatte er Recht. Um das zu wissen, brauchte man nur die Nachrufe in der Verbandszeitschrift zu lesen. Aber es war schon äußerst taktlos, mich darauf anzusprechen. Ich ärgerte mich und erwog einen Augenblick lang, meinem Nachbarn eine Abfuhr zu erteilen, die an Deutlichkeit nichts zu wünschen übrig lassen würde. Aber konnte man einem anderen Menschen, einem Fremden zumal, in ein paar Stunden Feingefühl beibringen? »In den Statistiken steht viel«, sagte ich schließlich, »kommen Sie mir bloß nicht damit! Ich hatte Kollegen, die starben mit vierzig, und es gibt andere, die sind inzwischen achtzig und putzmunter.«
Der Perser lächelte mild, ohne auf meine Argumente einzugehen. »Geben Sie mir Ihre rechte Hand«, sagte er, »und schauen Sie mir tief in die Augen. Wie ich schon sagte, bin ich Arzt, und ich gelte als guter Diagnostiker.« »Bitte sehr«, sagte ich spöttisch, »wenn Sie damit Ihre Zeit verschwenden wollen ...« »Eine Diagnose«, entgegnete er ruhig und griff nach meiner Hand, »ist niemals Zeitverschwendung.« Ich blickte ihm in die Augen. Halb skeptisch, halb neugierig. Sie hatten eine graugrüne Iris.
Nach einer Weile, es mögen zwei oder drei Minuten vergangen sein, ließ der Perser meine Hand los. »Leider steht es nicht gut um Sie«, sagte er, nachdem er einen Augenblick lang nachgedacht hatte. »Das Herz – die Pumpe – verstehen Sie? Und ich frage mich, ob ich Ihnen die ganze, die volle Wahrheit sagen soll.« »Nur zu, Doktor, ich bestehe darauf!«, sagte ich. Es sollte forsch klingen, aber mir war, als hätte ich einen Kloß im Hals. »Um es kurz zu machen«, sagte der Arzt und griff erneut nach meiner Hand, die er väterlich drückte, »Sie haben noch vier Wochen zu leben. Vier Wochen, vielleicht auch viereinhalb, länger nicht.«
Vor meinen Augen drehte sich alles. Eine Sturzflut von Gedanken brach über mich herein: Jüngstes Gericht, Gott, Klempnerrechnung bezahlen, Testament machen, Illustrierten-Abo kündigen, Versicherungspolicen kündi-

gen – Wichtiges und Nichtiges zur gleichen Zeit. Dürre Worte reichen nicht aus, um auch nur annähernd zu schildern, was binnen einer Minute in mir vorging. Nur so viel: Furcht vor dem Tod hatte ich nicht, aber Angst vor dem Sterben. Ich war den Tränen nahe. »Und Sie irren nicht?«, fragte ich mit erstickender Stimme. »Nein.« Der Arzt schüttelte bedauernd den Kopf. »Ich habe selten bei einer Diagnose geirrt, bei einer solchen noch nie.«

Wie ein Ertrinkender suchte ich nach dem rettenden Strohhalm: was war, zum Teufel, schon diese Diagnose wert? Hatte er mich vielleicht auf Herz und Nieren untersucht? Andererseits: er war Perser – und welcher Mitteleuropäer, wie ich einer bin, kennt schon die Geheimnisse des Orients? Ich war verzweifelt, ich zitterte, kalter Schweiß brach mir aus der Stirn. Der Perser aber blieb die Gelassenheit in Person. Nach einer Weile sagte er: »Sie sind erschrocken, nicht wahr? Doch nun beruhigen Sie sich, mein Freund, ich muss meine Diagnose noch ergänzen. Wie ich Ihnen schon eröffnete, werden Sie in vier Wochen sterben – es sei denn, Sie ändern ihr Leben, ihre Lebenseinstellung. Streifen Sie alle Hektik ab, verzichten Sie auf alles Unmäßige – und Sie werden weitere vier Wochen leben, dann nochmals vier Wochen, und so weiter und so fort ... Sie verstehen?« »Sie haben mir einen Schock versetzt«, beklagte ich mich. »Das war meine Absicht«, sagte der Arzt bescheiden. »Ohne diesen Schock hätten Sie weiter Raubbau mit Ihren Kräften betrieben.«

Dann wechselte er abrupt das Thema. Wir sprachen über Gott und die Welt, über das Christentum und den Islam, über die Wurzeln des Glaubens, über die Vielfalt in der Einheit des Menschentums. Als die Boeing 707 auf der Landebahn des Flughafens in Teheran aufsetzte, hatte mein Nachbar sein Reiseziel erreicht. Teheran war seine Heimatstadt. Hier lebte und arbeitete er, hier war er zu Hause. Wir verabschiedeten uns als Freunde.

Ehe er dem Ausgang der Maschine zustrebte, beugte er sich nochmals zu mir herunter. »Was ich noch sagen wollte«, lächelte er mich mit listigen Augen an und zwin-

kerte mir zu, »die Vier-Wochen-Diagnose stelle ich jedem meiner Patienten – gleich bei der ersten Konsultation ... Vielleicht sehen wir uns irgendwann wieder? Ich hoffe es! Und nun: Good bye, dear friend!«
Ich habe ihn nicht wieder gesehen, den persischen Arzt mit dem scharf geschnittenen Gesicht, dem grauen Haar und den buschigen Augenbrauen. Aber – ich befolge seinen Rat. Und die Begegnung im Jet werde ich in dankbarer Erinnerung behalten. Bis zum letzten meiner Tage ...[8]

HORST JOSEPH KLEINMANN

»Makaber«, »realitätsfremdes Märchen«, magst du denken – oder doch eher ein schockierender Stopp in Richtung andere Lebenseinstellung? Ich überlasse dir die Entscheidung hierzu selbst.

Mir gehen beim wiederholten Lesen der Geschichte viele Dinge durch den Kopf: Perfektionismus, Alles-auf-einmal-tun-Wollen, Karriere, Ersetzbarkeit, Hast und Eile im Gegensatz zu Ausruhen und Gelassenheit.

Wer hat denn etwas von Hetzen gesagt? Und wie wäre es denn wirklich, wenn du heute die Nachricht bekommst: »Noch vier Wochen!« Was würdest du denken, was würdest du tun? Was würdest du *gerne* tun? Was würdest du nachholen wollen, was du bisher vernachlässigt hast? Und – warum brauchst du dafür eine Schocktherapie?

Fang doch gleich damit an, Dinge zu verwirklichen, die dir am Herzen liegen! Jetzt! In dieser Sekunde!

Und: Nimm dich wichtig als Mensch, aber nicht zu wichtig im Beruf. Jürgen Fliege, der Fernsehpfarrer, formulierte es einmal sehr sarkastisch: »Der ganze Düsseldorfer Friedhof liegt voll von Unentbehrlichen!«

---

[8] Aus: *Gesundheit im Beruf*, Zeitschrift der BfA, Ausgabe 1/1997; mit freundlicher Genehmigung / © Dagmar Kleinmann

Wenn du denkst: »Ich bin an meinem Arbeitsplatz unentbehrlich, der Betrieb läuft nicht weiter ohne mich«, dann bist du im Irrtum. Sobald die Tinte deines Nachrufes trocken ist, wird die Stelle neu ausgeschrieben. Und verlass dich drauf: sie *finden* deinen Nachfolger! Auf dem Jahrmarkt der Eitelkeiten geht es immer weiter!

Schau trotzdem, dass dir deine Arbeit Spaß macht ...

Meine Ausführungen haben nichts mit Resignation oder Ähnlichem zu tun, sondern sind ein eindringlicher Appell, der Realität ins Auge zu sehen und »Danke« zu sagen und alles, *was* du erlebst, *wen* du erleben darfst und jede Stunde, Minute und Sekunde deines Lebens in der Gegenwart zu genießen.

Fang *gleich* damit an!

Wir werden erst dann von einem Leiden befreit,
wenn wir es vollständig erfahren haben.
MARCEL PROUST

Der Speisesaal – mein ganz spezieller Freund

Während meines Aufenthaltes in der psychosomatischen Fachklinik in Norddeutschland hatte ich ein Schlüsselerlebnis mit dem Speisesaal.

Ich hatte Essen gefasst, schön auf einem Tablett verstaut und balancierte in Richtung Speisesaal. Was ich am Eingang sah und rasend schnell wahrnahm, verschlug mir den Atem. Weit und breit kein freier Tisch, und ich befand mich mitten im Raum, der voll besetzt mit essenden Menschen war. Ich bekam eine volle »Breitseite« in Form einer heftigen Panikattacke. Mir blieb die Luft weg, ich erstarrte förmlich, das linke Bein knickte weg, das rechte versuchte zu stabilisieren, die Knie schlackerten. Ich dachte nur noch: Ich falle, das Tablett fällt, Mist – gleich schaut jeder auf mich, wenn erst das Essen auf dem Boden liegt und ich dabei ... Ein kurzer Augenblick – und doch endlos.

Wie immer passierte – nichts; obwohl sich rundum alles zu drehen schien. Langsam konnte ich mich doch zu einem freien Platz retten, und mit viel Herzklopfen begann ich zu essen.

Was wieder mal blieb, waren die Gedanken, die ich mir über das Geschehene machte. Was war denn passiert? Eigentlich nichts! Und *Was hätte passieren können* wären wieder nur gedankliche Scheingefechte gewesen.

Trotzdem war fortan das Betreten des Speisesaales für mich eine Tortur – aber auch ein spannendes Übungsfeld. Genau die gleiche Situation – mit dem Tablett in beiden Händen in den Speisesaal – jeden Tag neu zu erleben und zu üben.

Doch was steckte dahinter? Ähnlich wie bei der Befürchtung, in einer Schlange im Kaufhaus umzufallen, ist es wohl

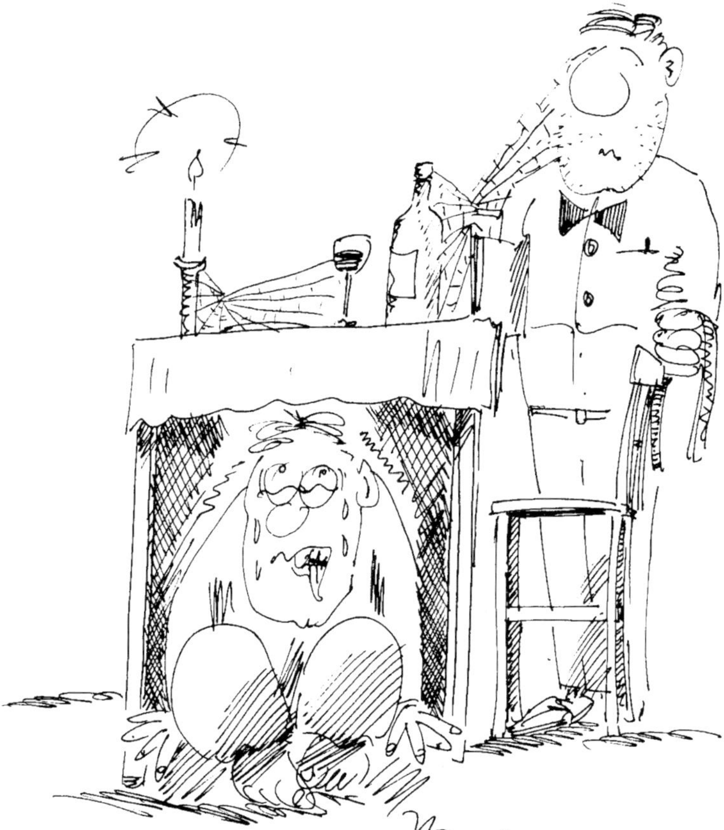

Angst vor dem Speisesaal

das befürchtete Erregen von Aufmerksamkeit. »Booaah, ich falle um, mit dem Tablett, gleich geht hier die Post ab, alle schauen auf mich ... Oh Gott, wie peinlich!«

Doch diesen Gedanken geht das blitzschnelle Erfassen der Situation voran: voller Speisesaal, kein Platz (= bringt Probleme mit sich, denen ich nicht gewachsen bin). Dieses Gefühl der Überforderung ist wohl der Auslöser für die Panik.

Nun – ich scheine ein Bewältigungs-Hardliner zu sein. Denn seit diesem Zeitpunkt suchte ich täglich die Situation erneut auf. Nie passierte etwas, außer dem Wahrnehmen unangenehmer Symptome.

Ehrlich gesagt – ein unangenehmes Gefühl blieb. Selbst später, als es mir wesentlich besser ging, verursachten mir Speisesäle viel Unbehagen. Da ich nun mal gerne in Urlaub fahre und Halbpension meist mit Buffetform verbunden ist, war ich dieser Situation auch zukünftig ausgesetzt. Ich übte: das Eintreten in den Speisesaal, das Balancieren der Speisen – manchmal nahm ich absichtlich zwei volle Tassen Kaffee , das Beobachtet-Sein beim Essen, der Smalltalk mit dem Tischnachbarn und den Kellnern, der erneute Gang zum Buffet. Dabei stellten sich immer wieder dieselben Symptome ein: Schwindel, unsicherer Gang, Schwanken beim Sprechen, unkontrollierte Zuckungen beim Essen und geringfügiges Knie-Schlottern. Die Wahrnehmung dieser Symptome verschärfte sich, sofern damit Katastrophengedanken verbunden waren, und eine größer werdende Unruhe setzte ein.

In diesen Situationen habe ich oft bewusst langsam geatmet, bis ich wieder ruhiger war und die unangenehmen Körperreaktionen einfach vergaß. Auch das Sprechen mit der Angst im Sinne von »Schön, dass du da bist, aber du kannst wieder gehen, mir droht keine Gefahr« wirkt auf positive Art.

Ich wusste: Übung macht den Meister. Ich sagte mir: »Das stehst du durch, das verschwindet gleich wieder, jetzt erst recht!, irgendwann hört *das* auf. Und in der Tat: es wurde immer besser, bis sich schließlich die Aufmerksamkeit auf die angenehmen Dinge des Buffets verlagerte. Gutes Essen in seiner Vielfalt genießen, das Esstempo selbst bestimmen, alles probieren, kostenloses »Kino« genießen, ein lächelnder Blick zum Tischnachbarn, ein wissendes Nicken. Genießen ...

Doch zuweilen holen mich solche Situationen wieder ein. Plötzlich ist das negative Gefühl einfach wieder da, so als wollte es mich auf die Probe stellen. Wirklich bewältigt? »Das überprüfe ich jetzt mal«, sagt die Angst. Neues Üben, der Angst nicht nachgeben, lächeln und nicht mehr davon berührt sein. Das Akzeptieren, dass es solche »Rückfälle« gibt, und das Daran-Glauben – »Was mir jetzt passiert, ist nur eine Vertiefung des Gelernten« – bringen mich einen Entwicklungsschritt weiter. Ganz fest glaube ich das!

Die Angst könnte mich in diesen Momenten zusätzlich auffordern, innerlich bereit zu sein, auch mal negativ aufzufallen. Nie »negativ auffallen« – geht das überhaupt? Eher nicht!

Konzentration auf mich selbst ist vorrangig wichtig, ohne zu verkrampfen. Die Menschen um mich herum sind in diesem Moment zweitrangig!

Erkennen, dass auch anderen Menschen mal die Tasse oder das Glas Wein umfällt (ich empfinde das gar nicht als »schlimm«; warum sollten es die anderen dann bei mir »schlimm« finden?). Meist ist die Reaktion nur ein kurzes Hinsehen, verursacht durch das Geräusch beim Fallen des Glases. Oder eine Olive flutscht mir auf den Boden, das Salatblatt ist zu groß, die Nudel zu lang – und, und, und ... Alles menschlich, oder? Durchatmen, entspannen, Unterhaltung mit dem Partner suchen, nicht verkrampfen, die positiven Dinge des Speisesaales wahrnehmen und nicht in negativen Gedanken verharren. Das, wovor ich mich fürchte, zu meinem Freund, zu meinem Genuss umformen.

In diesem Sinne: »Ich bin OK, der Speisesaal ist OK!« – es wird ein schöner Urlaub!

Eine der schwierigsten Aufgaben im Leben ist es, Vertrauen zu erlernen.

Isaac Watts

Flugangst
oder:
Eine ungewollte Angstübung

Als ich mich frühmorgens auf eine Reise nach Montpellier machte, ahnte ich nichts von einer erneuten Prüfung meiner »Angstfestigkeit«. Ich war auf dem Weg zu Freunden, die ich aber bisher nur per Email, am Telefon und über Briefkontakt kannte. Ich dachte, ich könnte es riskieren, denn eine größere Vertrautheit war schon spürbar. Ich richtete mich die letzte Zeit eh mehr nach meinem Gefühl als nach meinem Verstand, zumindest mehr als vorher. Auf der fast zweistündigen Fahrt zum Flughafen Frankfurt-Hahn kamen mir plötzlich Zweifel. Während ich mich die ganze Zeit sehr auf den Kurzurlaub gefreut hatte und ganz gespannt war, was mich erwartete, fingen meine Gedanken an, mir seltsame Streiche zu spielen ...

»Was«, dachte ich, »wenn die menschliche Begegnung nicht das hält, was sie versprochen hat, und ich dann sechs Tage festsitze?« Andere Gedanken waren: »Ich lasse meine Familie alleine«, zumal gerade am Abreisetag eine Falschmeldung bezüglich des Erscheinens meines 2. Buches in der Zeitung stand und ich riesigen Wirbel vermutete. »Der Flieger könnte abstürzen, dann wäre meine Familie alleine.« Ich dachte nur noch: raus!, nahm die nächste Autobahnabfahrt und trat im Gegenverkehr die Heimreise an.

Währenddessen kamen Zweifel anderer Art: »Was sage ich denen, die schon wissen, wohin ich wollte?« »War das nicht sehr unfair meinen Gastgebern in spe gegenüber?« Schließlich ermutigte mich eine »zufällige« (?) SMS zur erneuten Umkehr. Also befuhr ich die Autobahn erneut in Richtung Flughafen. Die Zeit war nun sehr knapp bemessen. Immerhin war ich zu einer positiven Entscheidung gekommen. Ich betete, das Flugzeug nicht zu verpassen. Wie immer in solchen Situationen waren dann auch in allen Ortsdurchfahrten die Ampeln rot und auf den Bundesstraßen alle Traktoren und Holztransporter Deutschlands vor mir.

Der Parkplatz am Flughafen war hoffnungslos überfüllt. Ich musste etwas außerhalb parken und einen langen Fußmarsch auf mich nehmen. Ich hetzte mit vollem Gepäck zur Abfertigungshalle.

Schon von weitem sah ich eine weinende junge Frau. Ich dachte schon: »Sch ..., zu spät, alles umsonst«. Doch die Frau hatte ihren Pass vergessen und durfte nicht mit.

Ich kam mit einem blauen Auge davon; ich hatte Pass und Flugticket sofort griffbereit. Mit der freundlich hintergründigen Bemerkung »Das war eine Ausnahme, kommen Sie das nächste Mal etwas früher«, wurde ich in die Abflughalle gelassen. Geschafft – in letzter Sekunde! Gott sei Dank, im wahrsten Sinne des Wortes. Es sollte wahrscheinlich so sein ...

Der Flug – es war übrigens mein erster Flug ohne Begleitung meiner Familie – verlief recht ruhig, und ich entspannte mich zusehends.

Nun, warum erzähle ich diese Geschichte so ausführlich und was hat sie mit Angst zu tun? Sehr viel!

Die Geschichte zeigt nämlich, wie viel Angst mit Angst auslösenden Gedanken zu tun hat.

Manchmal scheint es mir, als würde die Angst ab und zu ihren »Besitzer« daraufhin prüfen, wie weit er schon mit seiner Angstfestigkeit ist. Diese Prüfungen stellen immer wieder interessante, weil weiter bringende Herausforderungen dar.

Als ich später reflektierte: »Was ist da eigentlich passiert?«, kristallisierte sich Folgendes heraus: Einige Gedanken waren Ausflüchte und vorgeschoben gewesen. In Wirklichkeit ging es um die plötzlich auftretende Flugangst! Ich war zwar schön öfter geflogen, doch immer waren vertraute Personen der Familie um mich gewesen, die mir »notfalls das Händchen« halten konnten. Diesmal war ich allein. Zusätzlich verfinsterte sich der Himmel, die Wolken wurden immer dunkler, Gewitter waren denkbar.

Zu der obigen Erkenntnis komme ich deshalb so genau, weil ich innerlich – entgegen jeglicher Vernunft – bereit gewesen wäre, die 850 Kilometer nach Frankreich mit dem Auto zu fahren.

Aber so hatte ich es gerade noch geschafft, motiviert von der SMS, die mich beim Umkehren erreichte. Zum Glück! Eine Rückkehr nach Hause und dementsprechend eine Absage der geplanten Reise wäre fatal gewesen – in jeder Hinsicht. Das Gefühl, versagt zu haben, wäre die sichere Folge gewesen, wahrscheinlich verbunden mit negativen, eventuell depressiven Gedanken.

Ich glaube, meine Leser können dieses Hin und Her gut nachvollziehen.

»Was wäre, wenn?« ist unbedeutend gegenüber dem, was tatsächlich geschehen ist. Nicht »Warum passiert mir das immer?«, sondern »Was kann ich aus der Geschichte lernen?«, wäre die richtige Frage.

Der Urlaub jedenfalls war sehr erholsam.

Noch eine Anekdote am Rande: Auf dem Rückflug saß neben mir ein junger Mann, mit dem ich ins Gespräch kam. Ich offenbarte ihm meine leichte Angespanntheit beim Fliegen. Er beruhigte mich: »Das wird schon.«

Als der Flieger beim Landeanflug die Wolken durchstieß und tüchtig wackelte, kam meine Stunde. Nun beruhigte ich meinen Sitznachbarn, der zunehmend unruhiger und panischer wurde, und erklärte ihm die Zusammenhänge beim Fliegen ...

Klar brauche ich nicht zu fliegen, wenn ich Urlaub machen möchte. Ich kann auch mit dem Auto, dem Bus oder der Bahn fahren. Doch wenn ich aus Angst nicht fliege, beraube ich mich dadurch einer bequemen, und spannenden Möglichkeit, an meinen Urlaubsort zu kommen.

Fliegen ist, rein statistisch gesehen, neben dem Busfahren am ungefährlichsten.

Natürlich ist es immer schrecklich, im Fernsehen Berichte eines Flugzeugunglückes zu sehen. Doch zweifelsohne ist Autofahren gefährlicher. Wenn du nur 500 Kilometer auf den Autobahnen unserer Republik fährst, weißt du, was ich meine.

Alle Argumente für das Fliegen sind nachvollziehbar und vom Verstand getragen. Und dennoch bleibt ein ungutes Gefühl im Flieger. Absturzgefahr (Angst vor dem Tod), Turbulenzen, persönliche Erlebnisse und Verspätungen werden oft als Gründe für das Nichtfliegen genannt.

Ich bin so etwa zwanzigmal geflogen, bei weitem nicht entspannt. Aber mittlerweile habe ich mich mit meiner Angst arrangiert: Der Wille, in meine geliebten Urlaubsländer zu kommen, ist größer als die Angst vor dem Fliegen. Das unangenehme Gefühl wurde von Flug zu Flug schwächer. Heute gehe ich relativ gelassen in den Flieger. Reaktionen, etwa bei Turbulenzen oder beim Durchstoßen der Wolken im Sinkflug, sind zwar noch vorhanden, aber sie halten sich in wesentlich abgeschwächten Grenzen.

Interessant ist, was *hinter* all diesen Ängsten steckt, obwohl doch die Fakten für die Ungefährlichkeit sprechen. Klar, viele große Fluggesellschaften bieten so genannte Trainings an, die geeignet sind, der Flugangst zu begegnen. Doch beim näheren Hinsehen besteht das Unangenehme beim Fliegen häufig aus dem Gefühl, sich dem Piloten anzuvertrauen, »hinzugeben«, den Boden unter den Füßen zu verlieren, nicht eingreifen zu können, abhängig von Mensch und Technik zu sein, die Kontrolle zu verlieren. Diese Gesichtspunkte scheinen mir eher maßgebend zu sein.

Geholfen hat mir – übrigens ein langer Lernprozess – eine bessere innere Vorbereitung auf den Urlaub: nicht mit hohem Stresslevel von der Arbeit und/oder dem Privatleben in den Urlaub zu fahren, sondern schon vorher nach und nach weniger Termine wahrzunehmen, damit ich nicht von 100 auf 0 reduziere. Das ist für Geist und Körper ein Schock, eine erzwungene Notbremsung ...

Die bildliche Vorstellung des Ablaufes am ersten Urlaubstag ist schon Urlaub!

Ich nehme mir einen günstigen Mietwagen, um an den Flughafen zu fahren. Kein Stress, ob mich jemand aus dem privaten Umfeld fährt, ob ich einen Parkplatz bekomme, kein Stress mit der Vorstellung, dass jemand in den nächsten 14 Tagen vielleicht mein Auto anstößt oder zerkratzt! Außerdem ist das Mietauto in der Regel nicht teurer als die Parkplatzgebühren.

Mit großer Neugier freue ich mich auf das, was mich erwartet. Das Feeling, das ich dafür entwickele, mich auf einem Weltflughafen zurechtzufinden, ist eher spannend als belastend. Der lange Weg zum Abfertigungsschalter, der Check beim Sicherheitspersonal ... ein paar freundliche Worte ... danach eine duftende Tasse Kaffee ... meine Mitfluggäste beäugen ... das inzwischen gelandete Flugzeug vis-à-vis begrüßen ... lächeln und gelassen bleiben ... das Boarding erwarten – endlich geht's los! Ab in den Bus zum Flugzeug, die Treppe zum reservierten Sitzplatz hochgehen, den Piloten und Copiloten dabei »beschnuppern«, eine freundliche Begrüßung durch das Bordpersonal.

Ich stelle mir immer vor, den besten Piloten und das sicherste Flugzeug erwischt zu haben. Und das freundlichste Personal. Erstaunlich, wie oft und wie gut das klappt. Ich glaube einfach daran!

Schließlich geht es los. Der Flieger verlässt seine Parkrampe, rollt an die Startbahn. Der Start ist das geilste Gefühl, das ich kenne. Die Triebwerke heulen auf. Der Pilot gibt Gas. Du wirst auf deinen Sitz gepresst, es kribbelt im Magen und du erwartest das Abheben der Fliegerschnauze. Die Wolken liegen bald unter dir, wenn du in die ewige Sonne eingetaucht bist. Die Wolken in ihrer vielfältigen architektonischen Schönheit von oben zu sehen: Es gibt kaum etwas Schöneres!

Der übliche Ablauf: eine Mahlzeit, Getränke, Bordverkauf, Passagiere beobachten, ein Lächeln aufnehmen und schenken, alles kann nervtötend sein oder interessant. Es liegt an dir!

Schön, zu merken, wie das Flugzeug bereits wieder im Landeanflug ist, das angenehme Ziehen im Magen beim Sinken, wieder durch die Wolken stoßen, die letzte Anflugkurve, die Erde kommt immer näher ... und dann: das Flugzeug setzt sanft auf, Umkehrschub, ausrollen ... Abschnallen ... aussteigen ... freundlicher Empfang und gute Information zum Transfer. Beim Transfer erste Eindrücke vom Land gewinnen, da sein: Der Urlaub kann beginnen.

Und wenn all das nicht hilft, stelle dir vor, dass der Pilot und seine Crew auch noch Termine haben, die sie möglichst lebendig auch noch wahrnehmen wollen.

Wenn der Urlaub sich dem Ende zuneigt, hadere nicht, sondern freu dich auf zu Hause! Vielleicht hast du im Urlaub neue Blickwinkel bekommen. Du erkennst das bereits in der Abflughalle beim Rückflug. Ob du dich vom Drängeln und Meckern mancher Fluggäste – die sich oft dadurch den ganzen Erholungswert des Urlaubs vergällen – anstecken lässt oder gelassen bleibst.

Noch ein Tipp: Lass den Alkohol beim Fliegen, wenn du ihn bisher zur Angstbewältigung eingesetzt hast!

Und denk dran: *Nach* dem Urlaub ist *vor* dem Urlaub! Viel Spaß bei deinem nächsten Flug!

Die Kunst des Pause-Machens ist ein Teil der Kunst der Arbeit.
UNBEKANNT

Energie – Energiegeber und Energieräuber

Sogar Kreuzworträtsel widmen sich diesem Thema: Lebenskraft oder Tatkraft mit sieben Buchstaben? E-n-e-r-g-i-e. Unvergessen die Anweisung von Captain Kirk, dem Commander des Raumschiffes Enterprise: »Scottie, volle Energie!«

Wahrscheinlich haben sich viele Menschen über dieses Thema noch keine größeren Gedanken gemacht. Dabei dreht sich im Kosmos alles um Energie. Ohne Energie keine Entstehung, ohne Energie kein Leben.

Wenn wir die Redewendungen des Alltages genau beobachten, wissen wir, wie sich jemand fühlt, wenn seine Energie abgenommen hat:

- »Ich bin fertig.«
- »Meine Batterie ist alle.«
- »Nix geht mehr.«

Wer einen langen Arbeitstag hinter sich hat und – ob körperlich oder geistig – gearbeitet hat, kann und »darf« schon müde sein. Der Mensch hat ja zum Glück einen eingebauten Akku, d.h. sein Körper ist in der Lage, sich wieder mit Energie aufzuladen. Insofern ist es oft auch von mir selbst abhängig, ob ich abends entspanne oder ob der Stress weitergeht (und noch mehr Energie aus dem Körper weicht). Das Geheimnis eines ausgeglichenen Energiehaushaltes besteht darin, die verbrauchte Energie möglichst bald wieder aufzufüllen und sich durch Geschehnisse oder Personen keine Energie »abzapfen« zu lassen. Sofern dies nicht über längere Zeit gelingt, entwickelt sich der Energiehaushalt schleichend negativ. Oft sind dann größere Erholungspausen notwendig; schließlich sind Krankheiten möglich.

Allgemein führt der Mangel an körperlicher und geistiger Energie zu einer Schwächung des Immunsystems. Vielfältige Krankheiten sind die Folge: Burn-Out-Syndrom, akutes und chronisches Erschöpfungssyndrom, Angst, Depression, aber auch z.B. die Anfälligkeit für sich häufig wiederholende Erkältungskrankheiten.

Der Bezug zur Angst ist sehr schnell hergestellt. Die meisten Angstpatienten klagen nämlich nicht nur über die unangenehmen Symptome, die sie belasten, sondern auch über Anspannung, Antriebs- und Lustlosigkeit, schlechte Schlafqualität, allgemeine Niedergeschlagenheit, vegetative Unruhe und geringere Belastungsfähigkeit bei anstehenden Stresssituationen.

Sehen wir uns Zusammenhänge der geringen Belastungsfähigkeit an Hand von folgendem Schaubild an:

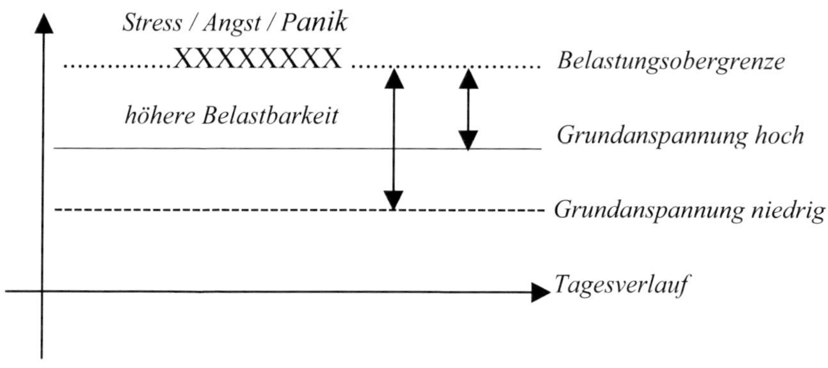

Erklärung des Schaubildes:

Jeder Mensch hat ein Grundanspannungsniveau und eine Belastungshöchstgrenze. Je nach Stressbelastung verschiebt sich das Grundanspannungsniveau im Tagesverlauf nach oben, kann aber durch Pausen, Erfolge oder schöne Erlebnisse wieder sinken. Steigt das Niveau jedoch ohne Erholung permanent nach oben, ist irgendwann die persönliche Belastungsgrenze erreicht. Oft kommt es dabei zu einem aggressiven Ausbruch, dann stört schon die »Mücke an der Wand«, die Nerven sind empfindlicher für Lärm, möglicherweise kommt es zu akuten Angst- bzw. Panikattacken. Bei Angstpatienten ist das Grundanspannungsniveau durch ständiges Grübeln, Sorgen, Schlafmangel, Katastrophengedanken u.v.m. erheblich höher und die Wegstrecke der Stresskurve zur Belastungshöchstgrenze sehr viel kürzer. Deshalb ist die allgemeine Belastbarkeit herabgesetzt. Ich wage die Theorie: Je geringer das gegenwärtige Energiepotential, desto höher das Grundanspannungsniveau.

Aus dieser Betrachtung wäre aber wieder ein positiver Aspekt zu ziehen, nämlich eine Behandlung am Grundanspannungsniveau auszurichten. Automatisch erhöht sich dann auch die Belastungsobergrenze.

Es gibt Faktoren, die dem Menschen Energie entziehen, aber auch zuführen. Die möglichen (positiven und negativen) Faktoren sind in vielen Lebensbereichen zu finden:

- Familie und alle Beziehungen (Partnerschaft, Freundschaft etc.)
- Arbeitswelt
- Schule
- Freizeit
- Wie gehe ich mit mir um? → Selbstbild, Selbstannahme

Ich habe die Erfahrung gemacht, wie sehr *Energieräuber* und *Energiegeber* meinen persönlichen Energiehaushalt mit beeinflusst haben. Ich möchte einige Beispiele geben:

Energieräuber

Der Bereich der geistigen Energieräuber ist ein bedeutender Faktor, der den ganzen Tag in Form unserer Gedanken auf uns einwirkt. Es ist leicht nachvollziehbar, wie sehr die Qualität unserer Gedanken auch den Energiehaushalt beeinflusst. Es kommt nämlich wesentlich darauf an, ob ich mir überwiegend negative (= hemmende) oder positive (= lebensbejahende, nach vorne schauende) Gedanken mache. Denn was ich denke, hat wesentlichen Einfluss auf mein Wohlbefinden.

Und – obwohl uns manche Lebenssituationen (Trauer, Unfälle u.a.) sorgenvolle Gedanken abfordern (die auch wichtig sind, weil sie zum Leben dazu gehören), ist es von enormer Bedeutung, *ausgewogen* zu denken, d.h. auch mal wieder die (gedankliche) Kurve zu kriegen.

Beispiele dafür sind:

- Katastrophengedanken, z.B. »Was wird aus mir?«, »Ich habe bestimmt eine schlimme Krankheit«, »Ich muss bestimmt bald sterben«, »Ich lande in der Gosse«, »Jetzt bin ich schon wieder in der Psychiatrie« u.v.m.
- »Ich bin zu dick, zu klein, »Meine Nase ist zu groß«, »Ich habe zu wenig Haare, habe Falten, Besenreiser ...«
- »Meine Freundin ist viel schöner, hat mehr Erfolg bei Männern, einen schöneren Busen«
- »Ich habe keinen Erfolg«, »Wieso wird jetzt der befördert?«
- »Wieso spielt mein Tennispartner jetzt öfter mit dem?«
- »Wieso schreibe ich schlechte Noten, obwohl ich doch so viel gelernt habe?«

- »Wieso grüßt mein Nachbar nicht?«
- »Immer ist meine Frau/mein Mann mit mir unzufrieden!«
- »Immer nur Haushalt und Kinder, ist das alles?«

Energie rauben auch

- zu viele Termine
- zu viel Arbeit
- Streit und die Gedanken deswegen
- Mobbing am Arbeitsplatz und im Verein
- mangelndes Selbstbewusstsein

All dies ist menschlich, doch die Addition ergibt eine nicht unerhebliche Summe von Energieräubern.

Viele der genannten Faktoren hängen mit anderen Menschen zusammen, die uns durch bestimmte Worte, Sätze, Anspielungen, Gesten, durch Mimik und Verhalten immer wieder auf die Palme bringen. Doch was das mit mir macht, liegt immer an meiner Bewertung.

Wesentlich weiter bringt mich die Frage: Was soll ich von diesen Leuten lernen? Zeigen sie mir meine eigenen Schwächen? Lege ich zu viel Wert darauf, was andere über mich denken? Geben sie mir zurück, wie ich mit ihnen umgehe?

Hast du nicht auch schon mal nach einem Gespräch das Gefühl, *der/die lutscht mich völlig aus?* Und genau so ist es auch. Manche Personen rauben mir durch ihr Verhalten oder bereits durch ihre bloße Anwesenheit meine Energie. Dabei ist meinem Gesprächspartner gar nicht bewusst, dass er mir Energie »raubt«.

Oder ist dir nicht auch schon der gute Bekannte in der Stadt begegnet, dem du stolz von deinem neuen PKW erzählst und der dann nichts Eiligeres zu tun hat, als dir von einer Auto-Zeitung zu berichten, in der genau der von dir gekaufte Autotyp in der Pannenstatistik ganz schlecht abgeschnitten habe?

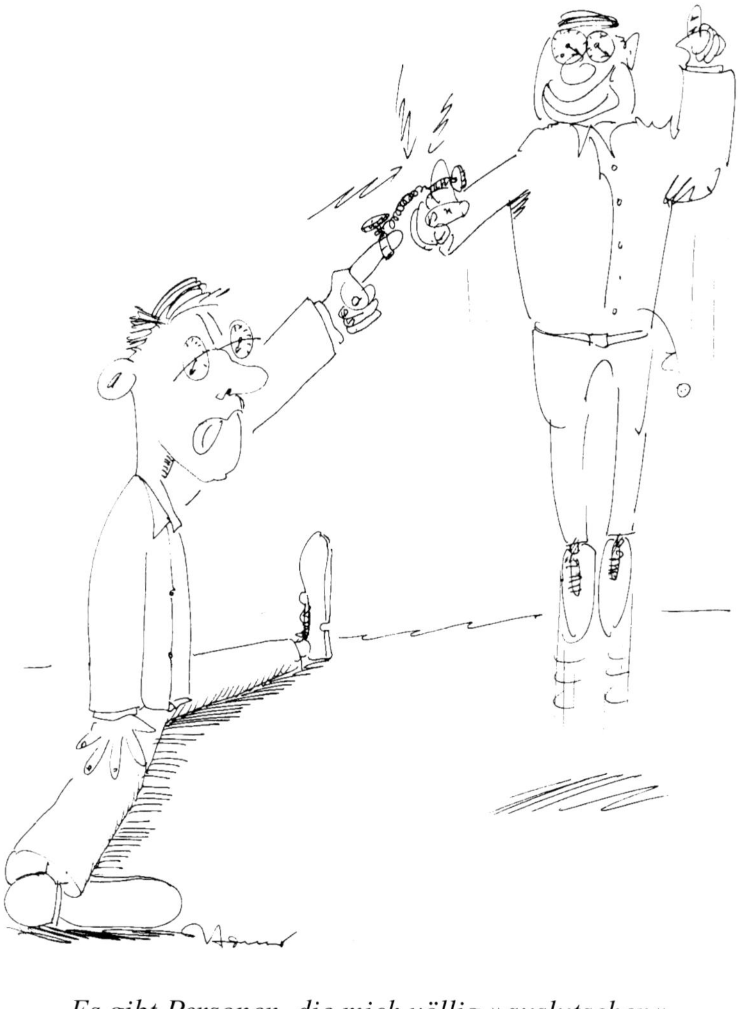

Es gibt Personen, die mich völlig »auslutschen«

Körperliche Energieräuber und andere

Mit körperlichen Energieräubern meine ich zum einen eine ungesunde Ernährung, zu viel Alkohol und Nikotin, zu wenig Schlaf, exzessiver, leistungsorientierter Sport, aber auch Dinge, die ich mir immer wieder aufzwinge, obwohl ich dazu überhaupt keine Lust habe.

Wie steht's mit den so genannten gesellschaftlichen Verpflichtungen? Im Grunde genommen verpflichte ich mich selbst! Welche Pflicht denn? Und wer fordert die denn? Die Gesellschaft?

Ich höre jetzt natürlich deine Kritik. Klar gibt es gesellschaftliche Verpflichtungen. Aber wer zwingt dich, zum 10. Mal auf den Geburtstag von Tante Agathe zu gehen, bei dem es immer wieder Streit gibt? Wer zwingt dich, in die Oper zu gehen, um gesehen zu werden, obwohl du Oper gar nicht magst?

Und dann musst du auch noch eine verhasste Automarke fahren, nur weil der Sponsor deines Vereins Autohändler ist.

Du zwingst dich selbst, aus Angst, irgendwer könnte schlecht über Dich reden oder hätte dich nicht mehr so lieb. Und was denken denn da die Leute?

Pfarrer Jürgen Fliege hat einmal zu Recht in einer seiner Kolumnen geschrieben: Früher verkleideten sich die Leute in der Karnevalszeit, um mal ausgelassen jemand anders sein zu dürfen, heute verkleiden sie sich, um sie selbst zu sein.«

Hilfreich wäre hier die Frage: Bin ich noch überwiegend ich, oder bin ich hauptsächlich fremdbestimmt?

Dennoch spreche ich der Diplomatie und dem Fingerspitzengefühl ihre Berechtigung nicht ab. Es geht mir nur um ein Übermaß von persönlicher Rücknahme.

Energiegeber

Du wirst dich mittlerweile fragen: Was kann ich eigentlich tun, um Energie zu bekommen?

An dieser Stelle ist ein Hinweis darauf angebracht, wie wichtig es ist, solche Mechanismen überhaupt zu erkennen und bewusst wahrzunehmen. Denn im Sinne von »Gefahr erkannt, Gefahr gebannt« kann ich dann Maßnahmen zum Eigenschutz ergreifen. Wichtig dabei ist, dass diese Maßnahmen konsequent erfolgen und dass die »Aufladeaktionen« im täglichen Leben praktikabel sind. Aber auf eines sei hingewiesen: Ohne eine gewisse Ausdauer und Disziplin geht es nicht. Warum soll ich z.B. mit Entspannungsübungen gerade dann aufhören, wenn es mir gut geht? Das wäre doch normalerweise Motivation, damit weiterzumachen.

Auf die Individualität des Einzelnen sei ebenfalls hingewiesen. Was dem einen gefällt, kann für den anderen Stress sein. Deshalb können nachfolgende Vorschläge zur Energiegewinnung lediglich Versuchsballons sein.

Beispiele:

- ein gutes Buch lesen
- Vollbad, Pflege, mal früh ins Bett
- ein spontaner Kurzurlaub
- einfach Füße hochlegen
- Gartenarbeit
- Yoga, Autogenes Training, Qi Gong, Thai Chi, Muskelentspannung, Feng Shui = harmonisches Wohnen
- Sport treiben
- Bildmeditation
- positive Rituale, z.B. Meditation bei Sonnenaufgang
- Beten
- essen gehen
- mit Freunden reden, ausgehen
- »Liegengelassenes« angehen, »das Unangenehme zuerst«

- aufräumen, loslassen, sich von etwas trennen
- längst fällige Konfliktgespräche führen
- sich einfach mal fallen lassen, nichts planen
- Tagebuch führen

und vieles mehr. Eigene Fantasie ist gefragt. Horche in dich hinein. Du bist dein bester Ratgeber.

Von solchen Maßnahmen zum Energietanken profitierst du ganz umfassend. Außer einer größeren Lebensfreude und einer ausgewogenen Stressresistenz wirst du eine warmherzigere Aura bekommen, d.h. du wirst deine persönliche Ausstrahlung verbessern und wunderst dich vielleicht, warum plötzlich mehr Menschen deine Nähe suchen oder dass du plötzlich mehr Erfolg hast.

In diesem Sinne: allseits viel Energie!

Mein Freund der Baum – eine Energieübung:

1. Suche dir im Wald einen schönen, dicken Baum aus (am besten mit glatter Rinde, z.B. Buche).
2. Umarme den Baum mit ausgestreckten Armen und lehne die Stirn an seinen Stamm.
3. Nun atme zweimal langsam ein und aus.
4. Dann wechsele auf die linke Wange, atme dreimal ein und aus.
5. Wechsele auf die rechte Wange, atme dreimal ein und aus.
6. Schließlich wieder zweimal die Stirn.
7. Klopfe dann dem Baum auf die »Schulter« und bedanke dich für seine Energieabgabe.

Du glaubst mir nicht? Bitte ausprobieren!!! Und wenn dich ein nachdenklicher, an der Stirn kratzender Spaziergänger beobachten und fragen sollte, ob du »bescheuert« bist, kannst du ihm ja die Situation erklären ...

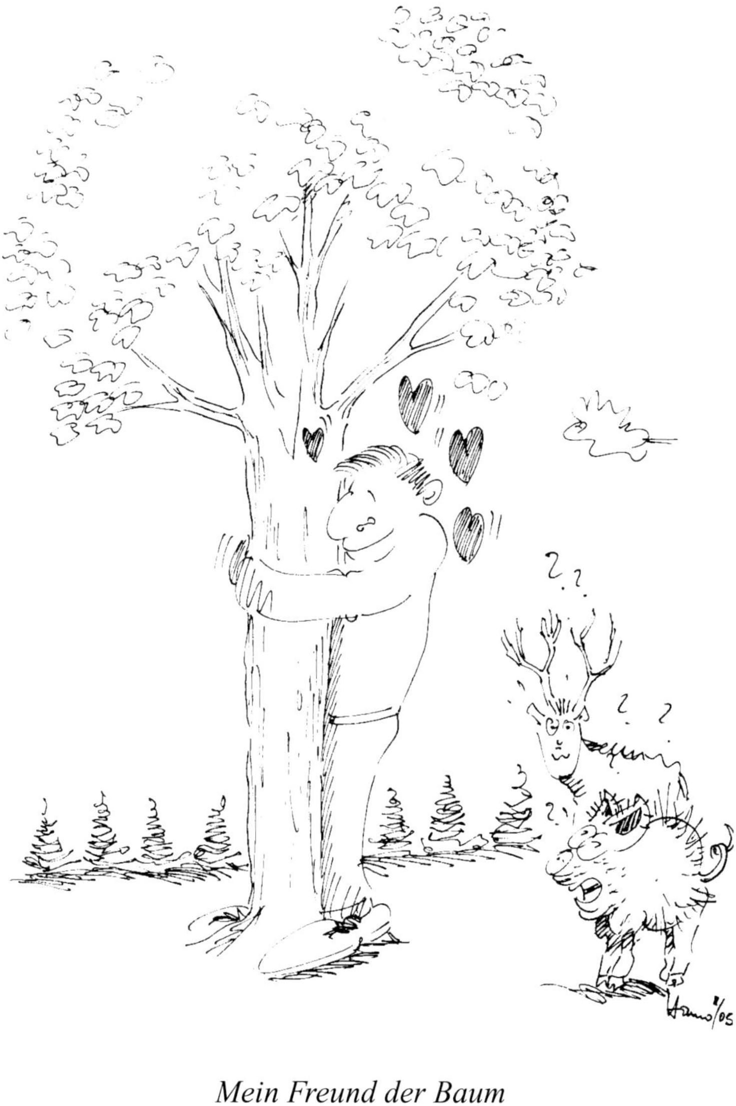

Mein Freund der Baum

Bete immer für etwas und nie gegen etwas.

ROLAND R.

Das Gebet

Dieses Kapitel ist mir sehr wichtig, auch als Energiegeber! Ich gehe in meinen Vorträgen immer auf das Beten ein. Viele beten und jeder tut das wohl auf etwas andere Weise. Aber immer hat Beten etwas mit »sich Gott anvertrauen« zu tun.

Beten hat meiner Ansicht nach nichts mit Religion zu tun. Ich gehe mit meiner Frau öfter sowohl in den evangelischen als auch in den katholischen Gottesdienst, wohl auch deshalb, weil ich nun mal in diesen Kultur- und Glaubenskreis hineingeboren wurde. Ich denke, es ist viel mehr der persönliche Glaube an eine Ordnung, die alles im Leben überspannt. Kein alter Mann mit Rauschebart ist Gott, sondern die Gesamtheit der Natur und ihrer Bestandteile – also ist auch jeder einzelne Mensch ein Teil von Gott. Dabei ist Gott nicht irgendwo da oben, sondern mitten unter und bei uns.

»Du bist mein Gott und ich bin ein Teil von dir«, heißt es in meinem persönlichen Gebet.

Gott ist kein Richter, der die Menschen ständig maßregelt, mit bösem Gesichtsausdruck, streng und humorlos. Vielleicht hat er sogar großen Humor ...

Er sieht wohl alles und hat jegliches Tun auf seiner großen Festplatte abgespeichert, doch so sicher wie sein Handeln ist uns manchmal genau dieses Handeln verborgen oder wir verstehen es (noch) nicht.

Ich kann mit meinem irdischen Verstand ganz offensichtlich einige Dinge (noch) nicht nachvollziehen. So philosophiere ich und denke an die Dinge des Lebens: Warum sterben Kinder früh? Warum haben Kinder Krebs? Warum werden (scheinbar) Verbrechensopfer bestraft und Täter »belohnt«? Warum gibt es Hunger und Überfluss zugleich? Warum müssen Retter in der Not manchmal sterben und die Geretteten leben? Vielleicht bekomme ich irgendwann Antworten darauf ...

Ich gehe gerne in meine Lieblingskirche, zünde eine Kerze für liebe und weniger liebe Menschen an und spreche zehn Minuten mit meinem »Chef«. Wenn ich genau zuhöre, bekomme ich viele Antworten!

Mir ist es wichtig, *wie* ich bete. Ich bete nicht gegen etwas, sondern für etwas. Ich bete nicht gegen Krebs, gegen Krieg, sondern für meine Gesundheit, für Frieden, für Lebensfreude und die Erkenntnis, was in meinem Leben zu tun ist.

Und wenn ich etwas erbitte, füge ich hinzu »... wenn es gut für mich ist!« Ich kann fürwahr auch um einen Porsche bitten, und wenn ich ihn habe, fahre ich gleich gegen den nächsten Baum ...« Dein Wille geschehe!«

Und ich vergesse nicht, auch dann zu beten, wenn es mir gut geht!

Beim Beten brauche ich nichts zu sprechen; Gott versteht alle Gedanken. Er braucht keine umständlichen Erklärungen. Er benötigt ferner keine Handlungsanleitung; er kennt die Zusammenhänge im Universum. Schließlich ist er dafür verantwortlich. Bete ich z.B. für meinen Heilungsprozess, weiß er ganz genau, was zu tun ist ...

Mag sein, dass meine Betrachtung oberflächlich bleibt, doch ich wollte ja nur zeigen, wie wichtig das Beten für meine Angstbewältigung war und ist, und kein eigenes Buch darüber schreiben. Wie du beten kannst, dafür hat Jesus bereits in seiner Bergpredigt ein Beispiel gegeben. Und dieses »Vater Unser« hat bis heute seine enorme Kraft und Ausstrahlung behalten. Doch alle von dir formulierten Worte an Gott sind wertvoll!

Empfohlen sei das kleine Büchlein »Das Gebet« von Josef Georg (siehe Anhang »Literaturempfehlungen«).

Mann und Frau: eigentlich passen sie nicht zusammen,
aber spannend ist es allemal.

ROLAND R.

Angst und Partnerschaft

Menschen sind nicht zum Alleinsein geboren. Beziehungen sind die Gewürze in unserem Leben – gleichsam unser Erfahrungsschatz und unsere Lernaufgabe. Besonders spannend sind Zweierbeziehungen. Auf Freundschaften bin ich bereits in meinem ersten Buch eingegangen. Sie erhalten ganz besonders in der heutigen Zeit das Prädikat »Besonders wertvoll«!

Dieses Kapitel geht mehr auf Ehen oder Dauerbeziehungen ohne Trauschein ein. Ich möchte darin gerne der Frage nachgehen: »Wie soll sich der nicht angstkranke Partner verhalten?« und auf die Frage: »Was kann der Betroffene in einer nicht autonomen Partnerschaft tun, um seine Persönlichkeit zu stärken?«

Du wirst sehen: Angst hat viel mit dem Thema Partnerschaft zu tun.

Glaube ich Menschen, die über ihr »Geheimrezept glückliche Beziehung« gesprochen haben, so höre ich oft: »Wir haben zusammen geliebt, uns gestritten, gelacht, Tiefen durchgestanden, aber letztlich alles gemeinsam als Team unternommen. Und vor allen Dingen – wir haben miteinander geredet und uns immer wieder versöhnt.«

Ich nehme für mich daraus die Normalität »Höhen und Tiefen« mit (auch ich bin fast 28 Jahre verheiratet und schätze mich glücklich), denen eine Partnerschaft ausgesetzt ist. Insofern ist Liebe – unromantisch betrachtet – ein dynamischer Prozess, der immer wieder von beiden Partnern bearbeitet und gepflegt werden muss. In guten und in schlechten Tagen, bei Sonnenschein und wenn Gewitterwolken aufziehen. Gerade bei Gewitterwolken zeigt sich die Qualität einer Beziehung, seltener bei Sonnenschein ...

Eine Liebe (Beziehung) ist eine Entwicklung vom Verliebt-Sein mit Bauchkribbeln und allem Drum und Dran bis hin zur Realität »Alltag«. Im Alltag ist die Liebe ein tragfähiger Kompromiss zwischen zwei Einzelpersonen, die einen eigenen Charakter bzw. eine eigene Persönlichkeit haben. Gemeinsame Interessen oder aber die sich anziehenden Gegensätze geben der Beziehung (Liebe) im Idealfall Nahrung.

Was das bedeutet, möchte ich mit 4 Schaubildern aus der Mengenlehre veranschaulichen.

Schaubild 1

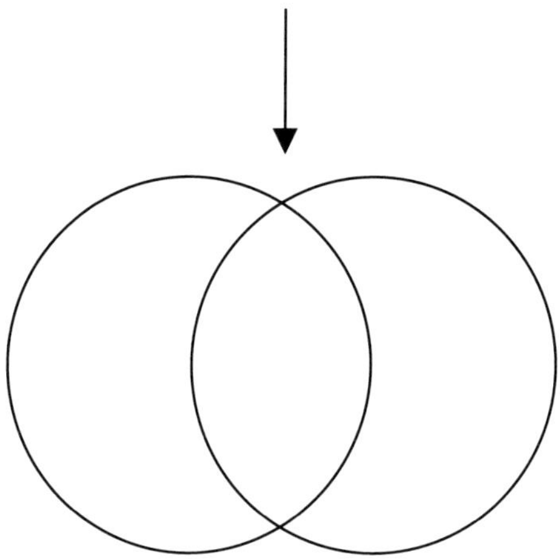

Jeder hat einen großen Anteil »Ich« (nicht zu verwechseln mit Egoismus). Es besteht aber eine große Schnittmenge gemeinsamer Interessen und vorhandener »Beziehungsenergie«.

Schaubild 2

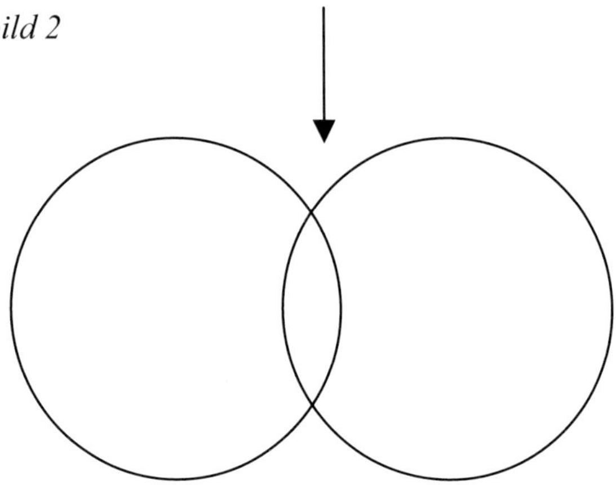

Jeder hat einen großen Anteil »Ich«, aber zu wenig Schnittmenge. Gefahr! Möglichkeit, sie durch Kommunikation wieder zu vergrößern.

Schaubild 3

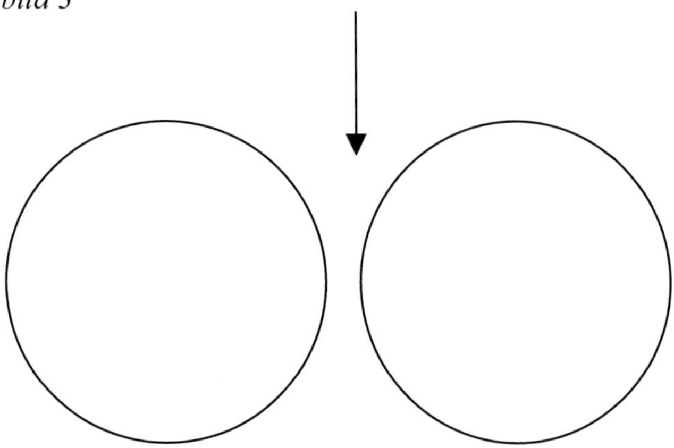

Zwei »Ich« leben nebeneinander her. Schnittmengen gibt es nicht mehr. Paare in einer solchen Beziehung sagen häufig: »Wir haben uns auseinander gelebt.« Beide Partner haben sich möglicherweise dermaßen »selbstverwirklicht«, dass sie

sich nichts mehr zu sagen haben und jeder seinen eigenen Weg geht.

Schaubild 4

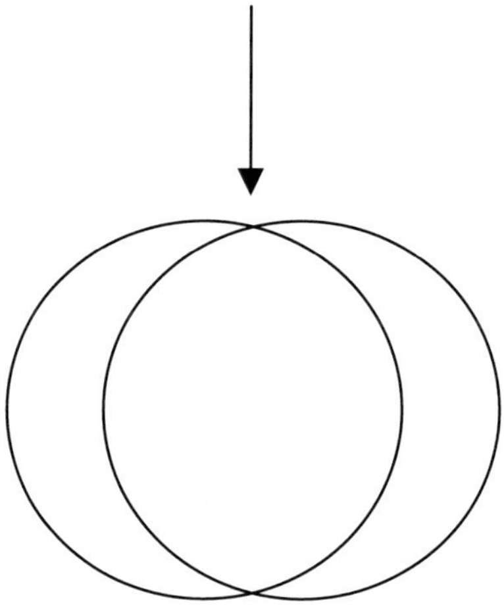

Die Partner leben fast nur für den anderen. Sie hängen aneinander wie die Kletten und haben ihr »Ich« weitgehend aufgegeben. Kennzeichen sind übermäßiges Turteln und das wechselseitige in den Vordergrundstellen des Partners. Nach außen oft ein sehr glückliches Bild. Wirklich?? Wo bleiben denn hier die Selbstliebe und die eigene Persönlichkeit?

Gute Partnerschaft – wie ich sie sehe – ist in der Tat ein solch dynamischer Prozess. Tiefe Liebe bleibt nicht – ist sie einmal erreicht – automatisch bestehen. Sie muss jeden Tag erarbeitet und gegossen werden wie eine zarte Pflanze. Sie braucht Dünger, braucht Ereignisse, braucht Handlungen, Berührungen, Verstehen – auch ohne zu sprechen. Sie will genossen werden, damit an der zarten Pflanze ein solides Wurzelwerk entsteht.

Kommunikation ist das wichtigste Bindeglied einer gemeinsamen Schnittmenge (das, was die Partnerschaft ausmacht). Ich kann durch meine Bereitschaft zur Kommunikation die Schnittmenge vergrößern, erhalten – oder sie aber bei fehlender Kommunikation verkleinern oder auflösen.

Ich gebe zu, man kann darüber streiten, ob es sinnvoll ist, die Lieblingsfarbe und Lieblingsblume seines Partners zu kennen (was aber durchaus schön wäre), doch die essentiellen Dinge (Vorlieben, Denkweisen, Stärken, Schwächen, Ablehnungen) sollte man schon wissen:

Was mag sie/er?, Was kann sie/er nicht leiden?, Was gibt ihr/ihm Kraft?, Welche sexuelle Vorlieben bestehen?, Wie wichtig ist der Umgang mit Kindern und Eltern?

Schade, wenn ich solche Dinge nicht merke oder erfrage bzw. wenn ich den Mund nicht aufmache, meine Bedürfnisse und meine insgeheimen Wünsche für mich behalte ...

Wichtig wäre auch, sich *vorher* auf absehbare lebensverändernde Umstände gedanklich einzustellen: Was tue ich, wenn ich in Rente bin? Was ist, wenn die Kinder plötzlich aus dem Haus sind und ich mich leer fühle, weil ich mit dem Partner dann nichts mehr anfangen kann?

Aber was hat das alles mit Angst zu tun?

Nun – sehr viel, wie ich meine. Unglückliche Ehen und Partnerschaften können sehr wohl etwas mit der Entstehung von Angst zu tun haben. Es wäre aber zu verallgemeinernd, daraus den Schluss zu ziehen: Wer Angst hat, dessen Beziehung ist unglücklich. So will ich nicht verstanden werden. In diesem Kapitel geht es mehr um die Frage, was ein nicht angstkranker Partner seinem Partner geben kann (und umgekehrt) und wie diese Partner miteinander umgehen sollten.

Womit mir meine Partnerin am meisten half, waren die Geschenke Verständnis und Zeit. In der weiteren Folge waren Beziehungsklärung, Beziehungspflege, Autonomie und Ehrlichkeit sich selbst gegenüber wertvolle Weggefährten.

Ja – du hast richtig gehört: *Autonomie*. Autonomie in der Ehe (vielleicht hört sich *Eigenständigkeit* und *Freiräume* für dich besser an), ein gewisses Quantum »Ich-Sein«! Es bringt nichts, wenn der kranke Partner ab sofort nur noch Aufmerksamkeit und Bemutterung (Achtung: Manipulationsgefahr!) haben möchte und sich so mehr und mehr von der Realität des Lebens (und auch der Angstbewältigung) entfernt. Der »gesunde« Partner ist sehr wichtig, andererseits soll er jetzt nicht dem Fehler verfallen, sein eigenes Leben zurückzustellen. Denn in diesem Tun liegt wiederum die Gefahr der Co-Abhängigkeit.

Der Angstbetroffene sollte seinen Partner nicht zur bedingungslosen Hingabe (und damit zur Selbstaufgabe) erpressen. Ja – erpressen! »Wenn du mich lieben würdest, ließest du mich nicht alleine, würdest du dich den ganzen Tag nur um mich kümmern.« Nein – so nicht! Mitfühlen JA, mitleiden NEIN! Mut machen, motivieren, trösten: alles OK; aber auch den Blick und den Mut haben, den realistischen Spiegel vorzuhalten.

Oft sagen Betroffene auch: »Mein Partner ist mein bester Therapeut.« Nun – das stimmt nicht: er ist Partner und kein Therapeut ... Hilfreich wäre natürlich, wenn der Partner im Laufe der Verhaltensänderung des Betroffenen »mitwächst«. Ob er die Veränderung immer gut findet, ist natürlich eine andere Frage ...

Nicht jeder Erkrankte hat den idealen Partner. Gibt's den eigentlich? Nun das meine ich so nicht. Ich denke eher an das Kapitel *Die Hitparade der guten Ratschläge*. Leider ist es oft so, dass Verständnislosigkeit und Gleichgültigkeit vorherrschen. Der (kranke) Partner wird oft (bis zur Besserung ...) links liegen gelassen.

Nicht alle Beziehungen verkraften eine Angsterkrankung! Doch – provokativ gefragt – hat die Erkrankung nicht gerade den Sinn, das »Ich« zu stärken und somit auf eigenen Beinen zu stehen? Aber: Ohne mich selbst, ohne meine eigenen Bemühungen läuft absolut gar nichts. Ich bin der Steuermann, der Führerscheininhaber, der Pilot meines Lebens.

Du meinst, das klingt alles furchtbar einleuchtend und einfach? Doch ich habe mit keiner Silbe etwas von »einfach« geschrieben. Im Gegenteil – oft stecken harte Arbeit, Geduld und jahrelanges Üben dahinter. Und ständige, weiterbringende Kommunikation.

Also – Mund aufmachen, das Ich entwickeln und gemeinsam das Leben genießen.

Viel Glück und Spaß dabei ...

Wenn man arbeitet, gewinnt man; wenn man nur Wünsche hat, dann nicht.
Ed B.

Mit Angst umgehen – mehr Harmonie im Job

Nachfolgende Regeln sind nicht (alle) »auf meinem Mist gewachsen«, aber ich fand sie so bemerkenswert, dass ich sie gerne übernommen habe.[9] *Ich habe ein paar Gedanken hinzugefügt und sie in die Du-Form übersetzt. Mögen sie dir helfen, die Arbeitswelt etwas erträglicher zu machen. Stell dir vor: die Arbeit könnte sogar Spaß machen ...*

1. Angst gehört zu deinem Leben – auch im Beruf.

Akzeptiere deshalb dieses Gefühl, denn du kannst deine Ängste nicht ignorieren, betäuben oder verdrängen. Du musst lernen, damit umzugehen.

2. Jeder Mensch kennt Angst.

Du bist nicht der einzige Mensch auf der Welt, den in bestimmten Situationen Unsicherheiten plagen. Auch deine Kollegen müssen damit leben.

3. Bekenne dich zu deinen Ängsten.

Wenn du deine Ängste verleugnest oder verdrängst, verschwinden sie nicht – also lerne, pragmatisch mit ihnen umzugehen. Entwickle ein Bauchgefühl dafür, wem du dich anvertrauen kannst ...

4. Gestehe dir Fehler ein.

Versuche nicht, eigene Fehler zu verstecken oder sie Kollegen zuzuschieben. Du verschwendest Energie und musst befürch-

[9] Emil Auer: »*Angst im Beruf*«. In: daz – *Deutsche Angst-Zeitschrift*, Nr. 21/2002

ten, entlarvt zu werden. Lügen beschädigen dein Selbstwertgefühl und deine Selbstachtung. Du wirst überrascht sein, wie verblüfft der andere ist, wenn du geradeheraus einen Fehler zugibst.

5. Auch Chefs haben Ängste (oder gerade sie ...)

Zeige Verständnis für die Schwierigkeiten, die eine Führungsfunktion und ihre Verantwortung mit sich bringt. Verhalte dich loyal. Stelle dir vor, du wärst an ihrer Stelle; wie würdest du entscheiden? Und bedenke: sie entscheiden nie alleine ...

6. Extreme schaden.

Totale Freiheit oder Dogmatismus (absolute Autorität) behindern die Entwicklung des Menschen, weil sie ihm jede Verantwortung für sein Handeln nehmen. Sie frustrieren ihn und fordern ihn zum Widerstand heraus oder führen zur völligen Resignation.

7. Übe konstruktive Kritik und sei kritikfähig.

Kritik ist nicht immer identisch mit »getadelt« werden. Wenn du selbst Kritik äußerst, dann sage klar und bestimmt, was dir nicht gefällt, aber mache grundsätzlich einen Verbesserungsvorschlag.

Im gleichen Heft[10] lautet die Titelzeile des Interviews mit Prof. Dr. Iver Hand:

»Das Risiko, dass sich aus arbeitsplatzbedingten Ängsten Angststörungen entwickeln, ist erheblich.«

Welches aber sind die arbeitsplatzbedingten Ängste? Eine bereits in den 90er Jahren durchgeführte Befragung hat Folgendes ergeben:

---

[10] *daz – Dt. Angst-Zeitschrift,* Nr. 21/2002

Belastungssituation am Arbeitsplatz	**in %**
Angst vor Arbeitsplatzverlust	*67,58*
Angst vor Krankheit und Unfall	*67,42*
Angst, Fehler zu machen	*58,98*
Angst, Wertschätzung und Anerkennung zu verlieren	*50,39*
Angst vor Konkurrenten	*30,23*
Angst vor Autoritätsverlust	*28,21*
Angst vor Innovationen	*27,31*
Angst, Mitarbeitern nicht gerecht zu werden	*20,37*
Angst vor Fehlinformationen	*15,29*
Angst vor Überforderung	*12,32*
Angst, überflüssig zu sein	*11,35*
Angst vor Spielraumeinengung	*08,26*

Das Ergebnis der Befragung[11] hat mich etwas überrascht. Während ich noch gut verstehen kann, wie groß die Ängste vor Arbeitsplatzverlust und etwaigen Verletzungen sind, geht es bei der Angst, Fehler zu machen, die Anerkennung zu verlieren und Mitarbeitern nicht gerecht zu werden, schon an »eingemachte« Themen der Angsterkrankungen. Wie du weißt, bezeichne ich diese Ängste, die oft konkret mit dem eigenen Anspruch an sich selbst und den eigenen (oft zu hohen) Erwartungen zusammenhängen, als Nährboden für entstehende Ängste.

Was mir persönlich bei der Befragung fehlt, sind die Ängste vor Konflikten und Mobbing am Arbeitsplatz.

[11] Panse/Stegmann: *Kostenfaktor Angst.* verlag moderne industrie, Landsberg, 1996

Interne Konflikte lähmen die Produktion einer Firma um bis zu 50 %, nämlich dann, wenn es nur noch um den täglichen Kampf egomanischer Mitarbeiter unter erheblichem Einsatz der Ellenbogen geht.

Wirtschaftlich zwar nicht so sehr vergleichbar, gilt dies auch für die Bereiche der öffentlichen Verwaltung, wo sich viele Probleme weniger im Umgang mit den Bürgern als vielmehr im Spannungsfeld wiederkehrender Beurteilungen und Beförderungen abspielen.

Ich möchte abschließend noch bemerken, dass sich auch aus posttraumatischen Belastungsstörungen innerhalb und außerhalb des Berufes lang andauernde Ängste entwickeln können; die Grenze ist da oft fließend. Da wäre z.B. der Rettungssanitäter zu nennen, der im 7. Berufsjahr plötzlich keine Verletzten mehr sehen kann, oder der Polizist, der bei seinem 234. Todesermittlungsverfahren plötzlich merkt: er kann keine Leichen mehr ertragen ... oder der Lehrer, der Feuerwehrmann, der Sprengmeister, der Therapeut, die Intensivschwester usw.

In meinem persönlichen Berufsleben habe ich viele Dinge mit nach Hause genommen: schwere Verkehrsunfälle, Schicksale, Täterfestnahmen und vor allem den sog. innerdienstlichen »Knatsch«. Wohl dem, der Privates und Berufliches trennen kann! Ich halte es für fast ausgeschlossen. Und fast ausgeschlossen ist auch, Privates nicht mit in die Arbeitswelt zu nehmen.

Hilfreich ist es, eine Einstellung zur täglichen Arbeit zu bekommen, die es mir ermöglicht, meine Arbeit gerne zu erledigen und mit genug Energie nach Hause zu kommen, um mein privates Leben ebenfalls mit Freude zu leben, wobei der Schwerpunkt – durchaus vernünftig – auf dem Privaten liegen darf.

Liebe – und dein Herz wird sich wohl fühlen ...

ROLAND R.

Herzensängste

Bei vielen Angstpatienten betreffen ihre Ängste das Herz. Seien es Ängste vor Herzinfarkt, bei Rhythmusstörungen oder echten Herzkrankheiten: irgendwie ist das Herz ein zentraler Angstfaktor. Medizinische Untersuchungen ohne ernsthaften Befund bringen wenig Vertrauen, positive Befunde werden übermäßig angesogen und verinnerlicht. Die Angst bekommt neue Nahrung ...

Auch mir ging es so. Hörte ich nur einen Krankenwagen, dachte ich direkt an Herzinfarkt, sagte jemand hinter meinem Rücken »Herz«, wurde mir sofort unwohl. Flugs überschlug ich die Todesannoncen in den Zeitungen und die Formulierung »plötzlich und unerwartet« trug mir wahre Angstschauer ein.

Seit ca. 30 Jahren stelle ich bei mir einen unrhythmischen Puls fest; meine EKG's werden oft als »nur vom Spezialisten lesbar« bezeichnet. Trotzdem treibe ich viel Sport und fühle mich gerade beim aktiven Tun sehr wohl. Etwas seltsam für mich ist das Auftreten des unrhythmischen Pulses nur im Ruhezustand. Es handelt sich dabei um einen verzögerten Schlag, der sich – so fühlt es sich für mich an – »durchquetscht«. Regelmäßigkeiten der Unregelmäßigkeit sind nicht erkennbar. Ich habe mir auch abgewöhnt, meinen Puls zu kontrollieren, weil er genau dann immer unregelmäßiger wird. Möglicherweise liegt dies an einer gewissen Erwartungsspannung; die Angst, der Puls könnte unregelmäßig sein, tritt als Tatsache sofort ein.

Sobald ich mich bewege, spielt sich der Takt gleichmäßig ein. Bei den bisherigen Belastungs-EKG's war nach Aussagen der Ärzte trotz voller Belastung »noch etwas Luft«, also

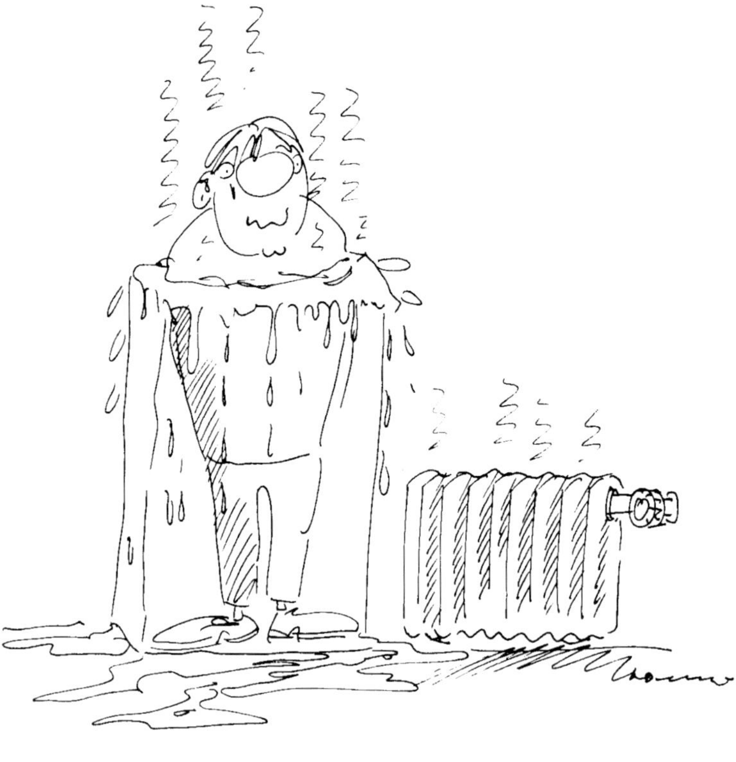

Der Gefühlseisblock schmilzt, mir wird warm ums Herz

Mehrbelastung wäre möglich gewesen. Die Entwarnungen und Beruhigungen seitens der Ärzte haben jedoch nicht wirklich zu einer spürbaren Besserung geführt.

Also frage ich mich: Steckt nicht etwa wieder der Perfektionismus dahinter, eine größtmögliche Sicherheit zu bekommen, quasi eine 1a-Garantie, die mir keiner geben kann?

Vielleicht würde sich ein Nicht-Angstpatient darüber gar keine Gedanken machen, aber: siehe oben ...

Nach und nach kam ich auf den Gedanken, die Ursachen selbst herauszufinden. Man hätte mir sagen können: »Ihre Nieren, Ihre Leber, Ihre Lunge« – gewiss, alles bedrohlich, aber gefühlsmäßig irgendwie in den Griff zu kriegen. Beim Thema »Herz« jedoch ahnte ich, dass es um mehr ging ...

Warum reagieren so viele Menschen über das Herz? Schauen wir nach dem Volksmund, so wird man »mitten ins Herz getroffen«, das Herz wird »gebrochen« oder »hüpft vor Freude«, und es gibt »herzliche Menschen«.

Die zentrale Bedeutung des Herzens als Organ ergibt sich schon aus seiner Lage fast mitten im Brustkorb. Seine Leistung ist fantastisch. Über das vegetative Nervensystem sagt es uns aber sehr konkret, was es denkt, z.B. bei Belastung und Freude, aber auch bei Ängsten, Sorgen und nervösen Störungen.

In vielen Büchern, die Auskunft über die Ursachen einer Erkrankung geben, steht das Herz als Synonym für Lebensfreude und Liebe. Da Liebe auch im Zusammenhang mit Vertrauen steht, ist es nicht verwunderlich, dass es mir öfter »eng ums Herz« wird. Wenn ich mit mir zu streng bin, ständig Katastrophen befürchte und mich selbst nicht liebe, kann ich dem Fluss des Lebens nicht vertrauen und habe konsequenterweise Defizite im Bereich der Lebensfreude. Aber auch das Festhalten-Wollen von Freude, Erfolg und positiven Erlebnissen lässt das Herz reagieren, weil das Festhalten der Glücksgefühle unmöglich ist. Das Leben und die damit verbundenen

Gefühle geschehen in einer Auf- und Abbewegung und benötigen einander wechselseitig, ähnlich dem Wetter, wo Hochs und Tiefs sich regelmäßig abwechseln.

Rhythmusstörungen könnten z.B. darauf hindeuten, wo und in welchem Lebensbereich ich aus dem Takt gekommen bin.

Bin ich liebevoll (zu mir und anderen)? Habe ich Vertrauen in den Fluss des Lebens? Vertraue ich darauf, geführt und behütet zu sein? Lebe ich meine Gefühle aus? Bin ich auch bereit, neben Freude auch ganz bewusst meinen (Gefühls-) Schmerz anzunehmen? Gehe ich gut mit meinem Körper um? Ernähre ich ihn richtig? Trainiere ich meinen Körper? Lache ich genügend? Lasse ich mir meine Lebensfreude immer wieder durch Kleinigkeiten vermiesen?

Viele und wahrscheinlich noch nie in Erwägung gezogene Aspekte, sein Herz zu sehen.

Ich sehe meine Möglichkeiten, Vertrauen zum Herzen zu gewinnen, im Bereich des Ausdauersportes (kein Extremsport), insbesondere beim Joggen. Wenn ich 8 bis 10 km durch den Wald laufe, bekomme ich ein gutes, vertrauensvolles Körpergefühl. Und ich sage mir: Wenn ich nach dieser Strecke kein Stechen verspüre und eigentlich noch ein paar Kilometer dranhängen könnte, dann muss ich ja eigentlich gesund (am Herzen) sein.

Das nächste Kapitel habe ich dem Thema »Panikattacken und Joggen« gewidmet. Außerdem möchte ich dir noch einmal die Entspannungsübungen nach Jacobsen »ans Herz legen«, die mein persönlicher Entspannungsfavorit sind und mir schon oft geholfen haben.

Ebenfalls hilfreich war für mich die Erkenntnis, dass eine Kommunikation mit dem Herzen möglich ist. Bei mir ergaben sich dabei immer wieder Hinweise auf die Notwendigkeit, generell mit mehr Lebensfreude und Leichtigkeit durchs Leben zu gehen und bewusst zu leben im Hier und Jetzt. Ferner erwartet mein Herz mein bewusstes Ausleben von Gefühlen in ihrer Polarität, ein Gespür dafür zu entwickeln, Wichtiges von Unwichtigem zu unterscheiden, und nicht ständig überkontrolliert und diszipliniert zu sein.

Drei wunderbare Herzmittel: achtsam und konzentriert sein und die Wahrnehmung ausgeglichen gestalten ...

Mild unterstützen kannst du dein Herz bei leichteren Störungen auch mit Melisse, Herzgespann, Johanniskraut, Hopfen und anderen Heilpflanzen. Informiere dich ... und denke daran, »pflanzlich« ist nicht gleichbedeutend mit harmlos. Deshalb bitte keine Selbstmedikation, sondern vorher immer einen Fachmann fragen.

In diesem Sinne: Sei freundlich zu deinem Herzen, denn du hast nur eines!

Joggen ordnet die Gedanken und gibt Energie.

ROLAND R.

Panikattacken und Joggen

Vor ca. 3 Jahren las ich im Videotext des SR-Regionalfernsehens eine Textzeile, die mich auf Anhieb interessierte. »Joggen hilft bei Panikattacken.« Dies habe eine Untersuchung der Saar-Universität in Saarbrücken ergeben. Ich war fasziniert und bestätigt zugleich, hatte ich doch mit dem Joggen meine eigenen negativen und positiven Erfahrungen gemacht. Ich wollte der Sache auf den Grund gehen.

Als ich 17 Jahre alt war, kam ich zur Polizei und lernte dort im Rahmen der Sportausbildung zwei Sportarten kennen, die ich nicht mochte: Jiu-Jutsu und Langlauftraining / Waldläufe. Nichts gegen körperliche Ertüchtigung, Kondition und eine bürgerfreundliche Figur! Doch dem Drill, dem Robben über die Gymnastikmatte, bis sich Schleimbeutelentzündungen am Ellenbogen einstellten, konnte ich keinen Sinn abgewinnen.

Vor dem 5000 m-Lauf habe ich mich stets gedrückt, und zwar mit Erfolg. Auch um Waldläufe habe ich einen großen Bogen gemacht. Dies hing wohl auch damit zusammen, dass diese immer nachmittags stattfanden, nachdem es in der Polizeikantine Erbsen-, Bohnen- oder Linseneintopf gegeben hatte. Ich fand jedenfalls die Eintöpfe besser als das Laufen. Diese ersten Erfahrungen empfand ich als Zwang. So kam keine rechte Lust an Dauersportarten auf.

Andere Sportarten, z.B. Ballsport, mochte ich ganz gern. Erst Anfang der 90er Jahre, mit 35 Jahren, fand ich Freude an der Lauferei. Ich war in einer Gruppe, und es machte riesigen Spaß. Für meine ersten 5 Kilometer benötigte ich fast zehn Gehpausen. Das hängt meist damit zusammen, dass ungeübte Läufer am Anfang meist zu schnell laufen und die Pumpe sich relativ schnell meldet. Gemäß dem Motto »Wer langsam rennt, der Fett verbrennt«, ging es mit dem Training bergauf. Bald war ich in der Lage, größere Strecken zu laufen. Im 6 min./km-Tempo entscheide ich heute meist erst im Wald, wie groß meine Strecke sein wird.

Nach Ausbruch meiner Angsterkrankung, speziell den auftretenden Symptomen der Herzphobie, setzte ich das Joggen ganz bewusst quasi als Therapie ein: ich lief aus Spaß und verbuchte nebenher noch therapeutische Erfolge. Das Laufen bewirkte bei mir zwei wesentliche Effekte: Erstens dachte ich, wenn ich 10 Kilometer durch den Wald laufe, ohne gesundheitliche Probleme zu bekommen, dann kann es um mein Herz auch nicht so schlimm stehen, und zweitens fiel mir auf, wie sehr ein Lauf manchmal die Müdigkeit, diese fühlbare Schwere, auf wundersame Weise verscheuchte. Neben dem dadurch erlangten positiven Körpergefühl im Sinne von Vertrauen zum Körper stellte ich fest, dass ich ruhiger wurde. Stresssymptome verschwanden oder wurden geringer.

Meine Laufstrecken waren und sind durchaus anspruchsvoll, auch vom Höhenprofil her. Ich laufe meine Strecken mit einigen recht steilen Anstiegen, wie im richtigen Leben. Aber alles mit Maß und Ziel! Denn auch darum geht es beim therapeutisch eingesetzten Ausdauersport: Ich kann mich bei Joggen selbst kennen lernen, bewusst wahrnehmen, wie ich mich fühle. Danach die Strecke aussuchen oder aber heute verzichten ... alles ist möglich. In den Körper hineinhorchen oder gelegentlich den Grenzen körperlicher Leistungsfähigkeit nahe kommen ...

Laufen ist nicht nur Bewegung, sondern auch Lebenseinstellung, Lerngarantie pur, also auch seelisch-geistig wertvoll. Ich pflege es immer so auszudrücken: »Ich gehe mit 1000 wilden und wirren Gedanken, die mich belasten, in den Wald und komme zurück mit friedlichen und geordneten Gedanken.« Faszinierend!

Auf diesem Wege möchte ich noch Herrn Dr. Meyer von der Uni Saarbrücken danken. Ich rief ihn spontan an und er stellte mir sofort seine Doktorarbeit zum Thema »Joggen und Panikattacken« zur Verfügung. Die Dissertation bestätigte meine bisher gemachten Erfahrungen in allen Punkten: Joggen hat einen günstigen Einfluss auf Panikattacken. »Klinisch getestet« sozusagen.

Bliebe am Schluss noch zu sagen, wie wunderbar das Gefühl des Schwitzens ist, das Gefühl »es« geschafft zu haben, das Gefühl beim Duschen und wie sehr danach das erste Getränk schmeckt, egal ob es eine Schorle oder ein Weizenbier ist.

Mir jedenfalls macht es Spaß, meine Kondition zu halten und einen positiven Körpereffekt gratis dazu zu bekommen. Das kommt mir schon manchmal samstags abends beim Tischtennisspiel im 5. und entscheidenden Satz zugute.

Probier mal eine Dauersportart aus; es muss nicht Joggen sein. Gut geeignet sind auch (Nordic) Walking, Schwimmen, Spinning, Radfahren u.a. – Hauptsache, es macht dir Spaß!

Bitte nicht zu wild und nicht von 0 auf 100! Neueinsteiger und bisherige Nichtsportler sollten sich vorher gründlich durchchecken lassen. Kein falscher Ehrgeiz!

Verwöhne deinen Körper mit Verstand,
aber mach dabei deinen Geist nicht verrückt.

ROLAND R.

Ernährung

Hier soll es nicht um eine wissenschaftliche Betrachtung der Ernährung gehen. Ich möchte dir nur einige grundlegende Gedanken ans Herz legen. Mein Appell geht in die Richtung: »Mach dich nicht verrückt!«

Die Medien, insbesondere das Fernsehen und einschlägige Zeitschriften, gaukeln den Menschen vor, wie sie zu sein haben: Waschbrettbauch, schlank, ohne Makel.

Welche Wirkung hat das auf den Betrachter? Nun – genau so möchten sie sein! Lohnt sich das? Lohnt sich das wirklich?

Es ist schon fatal, was ein unbedachter Spruch eines Ehemannes auslösen kann. »Ich meine, dein Hintern ist etwas dicker geworden« war schon oft genug das Signal für Frauen, ab sofort eine Diät zu machen, nicht selten sich »krank zu gesunden«, wie ein Bekannter von mir zu sagen pflegt. Von heute auf morgen werden Kalorien gezählt, Punkte addiert und – noch besser – Zeitschriften-Diäten ausprobiert. Immer eine Woche und vor allen Dingen schnell soll's gehen. Sauerkraut-Diät, Kartoffel-Diät, Eier-Diät, Reis-Diät. Bringt 2 Kilo in der Woche. Und dann wieder – wenn ich aufhöre – 3 Kilo rauf. Rauf und runter, immer munter. Was bleibt? Frust! Frust hoch Zehn!

Ausgewogen soll die Ernährung sein, *so ist zu lesen:* wenig Fett, einen gewissen Anteil an Kohlehydraten. Morgens Körner und Müsli, Obst, Salate, kein Mehl, kein Zucker. Dies nicht, jenes nicht ... Alles klar? Ach ja, bitte keine E-Nummern!

Wenn du ab und an in den Fast-Food-Laden gehst ... OK! Lass es dir schmecken. Das ist nicht das Problem! Wenn du ab und zu eine Rostbratwurst isst, OK – lass sie dir schmekken! Das Problem wird nur dann zum Problem, wenn ich mir jeden Tag Burger reinziehe und jeden Tag an der Pommes-Bude stehe und mich nur so ernähre.

Natürlich sind Obst, Salate und Gemüse gesund. Es muss aber auch mal erlaubt sein zu sagen: »Ich habe heute keine Lust auf Salat«.

Zwanghaft gesunde Ernährung ist nämlich auch nicht das Wahre, sie kann sogar krank machen. Wenn ich mich dann zusätzlich verunsichern lasse (Schweine bekommen Beruhigungsmittel, Kälber Hormone, Puten Antibiotika, im Wurst ist ein hoher Fettanteil, beim Metzger gibt's keinen Abfall usw.) und mich geradezu ängstlich ernähre, bringt mich das gesundheitlich nicht weiter. Ein Kollege, der jahrelang beim Lebensmittelkontrolldienst war und über entsprechende Erfahrungen verfügt, was so in Lebensmitteln alles drin sein kann, vermittelte mir, mit dem Herzen (!) zu essen. Ein Gespür dafür zu entwickeln, was mir gut tut und was nicht. Und ob ich z.B. bereit bin, sofern ich einmal über die Stränge geschlagen habe, die negativen Folgen zu tragen. Außerdem ist »gesunde« Ernährung auch nicht für jeden die gleiche. Ich muss selbst herausfinden, ob ich Apfelsinen oder Körner vertrage ...

Hör bitte auf, dich im wahrsten Sinne des Wortes verrückt zu machen. Ist es denn sooo schlimm, nicht ganz an euren Idealzustand zu kommen, ist es denn sooo schlimm, etwas Speck auf den Rippen zu haben? Mitnichten! Ich denke dann auch immer an die Sportlerinnen, die keinen Busen mehr haben und bei denen oft genug Doping im Spiel ist. Ich persönlich finde Frauen mit Pfunden an der richtigen Stelle wesentlich erotischer als künstliche, gequälte Püppchen, die bei jeder Kalorie einen 100-Meter-Sprint hinlegen, um ja kein Gramm zuzunehmen.

Im Gegensatz dazu nehme ich den (zu) dicken Menschen ihre heitere Unbeschwertheit, die sie oft genug in Talk-Shows zur Schau tragen, nicht ab.

Wie bei so vielem im Leben, geht es auch hier einfach nur um die goldene Mitte. Du brauchst nicht perfekt zu sein – steh doch einfach zu deiner »Unvollkommenheit«! Und wenn du wirklich mal aus den Nähten gegangen bist, dann kann das auch eine Botschaft deines Körpers sein. Ist der Leibeszustand nicht vielleicht ein derzeit benötigter Schutzschild zur Abschirmung nach außen? Wie viel Speck (Schutz!) brauche ich *im Moment*?

Was kann ich aber tun, um bei Bedarf sinnvoll abzunehmen? Nun – wenn ich weiß, dass Gewicht – einfach ausgedrückt – durch das Verhältnis zwischen Kalorienaufnahme und Kalorienverbrennung bedingt ist, fällt Abnehmen leichter. Wenn ich zum Beispiel viel Sport treibe oder mich körperlich bewege, kann ich auch mehr essen (oder nicht, dann nehme ich ab!). Ich kann auch ab einer bestimmten Zeit (ab 18.00 Uhr) auf Nahrung verzichten, wenn ich weiß, dass nachts viele Verdauungsorgane schlummern und ihre Tätigkeit zum Teil einstellen.

Der größtc Feind des Abnehmens ist aus meiner Sicht, wenn ich einen Herrn Diät-Teufel namens »Hunger« oder »Gier« an meiner Seite habe. Aber warum soll ich während einer Abnehmphase nicht auch Schokolade essen (es muss ja keine ganze Tafel sein!)?

Nicht zu vergessen: Viel trinken! Nein, nein: Kaffee und das Bier am Abend zählen nicht! Die Flüssigkeit spült die Nieren, hilft bei allen Verdauungsvorgängen, hält das Blut flüssig und kann als Motoröl des Lebens bezeichnet werden.

In diesem Sinne: Bitte nicht so viel Zwang – iss mit deinem Herzen.

Kleine Taten sind wichtiger als große Vorsätze.

LEBENSFREUDEKALENDER 2004

Systematische Problemlösung

Wie löse ich schriftlich meine Probleme?

Wenn dich ein Problem immer wieder beschäftigt, hast du die Möglichkeit, ein Blatt Papier zur Hand zu nehmen und dir die Zusammenhänge eines möglichen Kreislaufs vor Augen zu führen. Was du auf dem Papier siehst, ist sichtbar, liegt nicht mehr im Verborgenen. Die Schriftlichkeit ist eine gute Möglichkeit, den Zusammenhang deiner Probleme klar und deutlich zu erkennen. Mir hat sie schon oft geholfen. Und: es kann auch riesigen Spaß machen und regelrecht befreien.

Ich möchte dir gerne eine schriftliche Systematik vorstellen, die ich während meiner damaligen Ausbildung als Verhaltenstrainer im Bereich Stressbewältigung und Kommunikation kennen lernte. Die Wurzeln dieser Systematik gehen wohl auf Thomas Gordons »Familienkonferenz« zurück, weiterentwickelt von Mitarbeitern des Max-Planck-Institutes in München. Die Lösungsstrategie ist letztlich genial. Ich bin ein richtiger Fan davon geworden.

Die Systematische Problemlösung basiert auf 5 Schritten:

1. Genaue Beschreibung des Problems
2. Suchen nach Lösungsmöglichkeiten
3. Bewerten der Lösungsmöglichkeiten
4. Erstellen eines Handlungsplanes
5. Erfolgskontrolle

Im Einzelnen eine kurze Erläuterung der jeweiligen Schritte:

1. Schritt: Beschreibung des Problems

Das Problem soll genau beschrieben werden:

- Welche Situationen, Handlungen bereiten mir Probleme, wo und wann tauchen sie (immer wieder) auf?
- Was passiert, wie denke ich darüber?
- Was fühle ich?

Wenn es mir gelingt, mein Problem möglichst genau (und ehrlich!) zu beschreiben, ist oft die eigentliche Arbeit schon zu 70 bis 80 % getan. Oft fällt es einem »wie Schuppen von den Augen«.

2. Schritt: Suchen nach Lösungsmöglichkeiten

Bei der Suche nach Lösungsmöglichkeiten ist es manchmal sogar sehr hilfreich, ein oder zwei Personen seines Vertrauens hinzuzuziehen. Diese Hilfe verhütet die berüchtigte Betriebsblindheit und kann wertvolle Anstöße geben. Konkret schreiben meine Helfer und ich wahllos auf ein Blatt Papier (oder auch Flip-Chart). Dieses »Brain-Storming« (= Gedankensturm) ist nur dann von Erfolg gekrönt, wenn ich diszipliniert einige Regeln beachte:

- höchstens 10 Minuten schreiben (dann fällt mir in der Regel nichts mehr ein)
- am besten schweigen (muss nicht sein, verhindert aber zu diesem Zeitpunkt unnötige Diskussionen)
- die Vorschläge nicht kommentieren
- (noch) keine Vorschläge streichen
- Diskutiert und kommentiert wird erst im 3. Schritt
- Wichtig ist, die 10 Minuten »flüssig« zu schreiben
- Auch scheinbar banale Vorschläge sind nicht nur erlaubt, sondern die eigentliche Würze. Sie sind nämlich geeignet, bei den anderen Mitwirkenden durchaus brauchbare Assoziationen (= Bilder, eigene Ideen und Anstöße) hervorzu-

rufen, sozusagen vom Rüssel des Elefanten zum Regenwurm ...

3. Schritt: Bewerten der Lösungsmöglichkeiten

Die der auf dem Blatt stehenden Vorschläge werden am besten mit Schulnoten von 1 bis 6 bewertet. Die mit *vier*, *fünf* oder *sechs* bewerteten Vorschläge werden gleich wieder gestrichen; auf *Dreier* würde ich nur zurückgreifen, wenn nicht genug *Zweier* und *Einser* vorhanden sind, um »faule Kompromisse« zu vermeiden. Der Probleminhaber bewertet sinnvollerweise selbst die eigenen und anderen vorgeschlagenen Problemlösungen. Er ist der »Chef im Ring«. An dieser Stelle können aber sehr wohl Lösungsvorschläge konkretisiert werden, damit der Bewerter sie sachlich verstehen kann. Ferner kann diskutiert und kommentiert werden. Der Probleminhaber kann sich – wenn er will und wie *weit* er will – helfen lassen, doch soll am Schluss *seine* Lösung dastehen. Denn er wird sich dann mehr mit der Problemlösung identifizieren. Dies sollten auch die Helfer akzeptieren.

4. Schritt: Erstellen eines Handlungsplanes

Mit den verbliebenen Vorschlägen ergibt sich oft schon ein konkretes Bild, wie ich weiter planen, also mein Problem angehen kann.

Sie müssen nur noch in Form gebracht werden. Wie du diesen Plan erstellst, ist dir selbst überlassen. Du wirst dies so tun, wie es dir hilfreich und praktikabel (= tatsächlich durchführbar) erscheint. Vertraue dir diesbezüglich selbst, du weißt das am besten!

Wichtig ist eine gewisse Ordnung, die Reihenfolge, mögliche Zusammenfassungen in Oberpunkte, und so entsteht ein zeitlicher Umsetzungsplan. Fortan setzt du diesen selbst erstellten Handlungsplan in die Tat um. Habe Geduld dabei, aber sei konsequent.

5. Schritt: Erfolgskontrolle

Nicht entbehrlich ist die persönliche Erfolgskontrolle.

Empfehlenswert wäre, wenn du dir eine Frist von 3 Monaten setzt.

Schau dann ehrlich und genau hin, ob sich eine Besserung oder Erledigung des Problems ergeben hat.

- Hat sich mein Problem verschlimmert, gebessert oder erledigt?
- Wie denke und fühle ich jetzt darüber?
- Ist alles beim Alten geblieben?
- Ja, aber ...

Bei einer Stagnation bzw. Verschlimmerung der Situation solltest du auf Fehlersuche gehen, z.B.:

- Das Problem wurde falsch, unehrlich oder ungenau beschrieben.
- Die Vorschläge waren nicht gut oder wurden falsch bewertet (unbequeme, aber sinnvolle Lösungen wurden ignoriert, schlecht bewertet und fielen raus)
- Mangelnde Konsequenz im Handeln!
- Zu wenig Geduld!

Unter Umständen kann ein neues Brain-Storming notwendig werden, vielleicht mit anderen Helfern. Du kannst dir jeden Handlungsplan unterteilen und wichtige Abschnitte erneut systematisch angehen. Sei ehrlich mit dem für dich gewonnenen Ergebnis, aber gehe nicht zu hart mit dir ins Gericht. Eine kleine Besserung könnte z.B. der richtige Weg gewesen sein, den es nun gilt, mit Geduld und Leichtigkeit fortzuführen.

Wenn es jetzt noch nicht »Klick« gemacht hat, hier ein praktisches Beispiel: Ilse K., 45 Jahre alt ...

1. Beschreibung des Problems

»Wenn ich in den Spiegel schaue, fühle ich mich unwohl. Ich wiege zu viel, habe wahrscheinlich in der Vergangenheit zu oft meine Probleme mit zu üppigem Essen und Naschereien kompensiert. Ich leide unter meiner Figur und würde gerne abnehmen. Bisherige Versuche sind gescheitert. Ich kann mir dies manchmal nicht erklären.

Ich möchte keine Model-Figur, aber es wäre schön, wenn ich mit einer kleineren Konfektionsgröße mehr Auswahl bei meiner Kleidung hätte.

Bei dieser Problemlösung möchte ich mich jedoch nicht mit dem Abnehmen beschäftigen (das habe ich bereits in einer Teilproblemlösung getan), sondern mit unterstützendem Sport, unter anderem auch, damit ich etwas meine Fitness steigern kann. Ich hatte kaum noch Bewegung und bemerkte zu meinem Leidwesen, wie sehr ich schnaufte, wenn ich ein paar Stockwerke hochlaufen musste. Mir ging buchstäblich die Puste aus.

Ich möchte kein Spitzensportler werden.

Mein Ziel besteht darin, mein körperliches Wohlbefinden und meine Kondition zu stärken.«

2. Suchen nach Lösungsmöglichkeiten

(»Brain-Storming«)

und

3. Bewerten der Lösungsmöglichkeiten

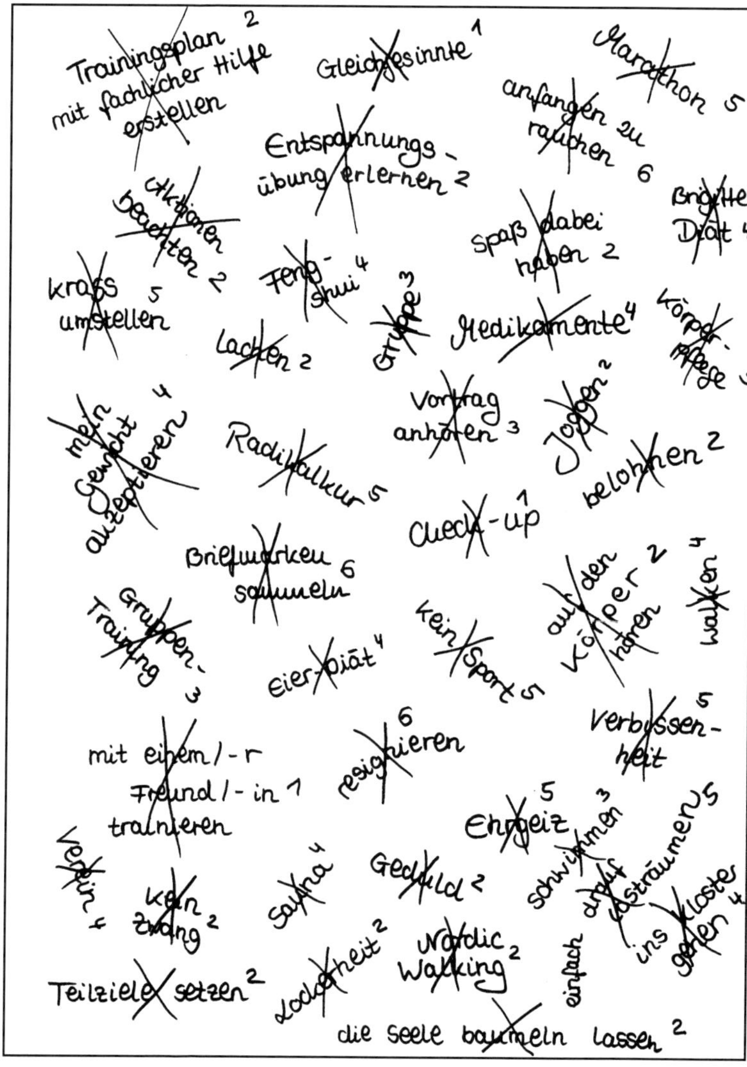

4. Erstellen eines Handlungsplanes

Nach ärztlichem Check-Up, der die Grundlage für meine sportlichen Aktivitäten bildet, werde ich nach folgendem Handlungsplan vorgehen:

Was tue ich?	**Wie?**	**Mit wem?**	**Mit welcher Einstellung?**
Joggen und/oder Walking unter fachlicher Anleitung	- Schnupperkurs in örtlichem Verein - evtl. Vortrag - Örtliche Aktionen recherchieren ➔ Infos - Fachlicher Übungsplan ➔ ggf. Korrektur	Kennen lernen von und Erfahrungsaustausch mit Gleichgesinnten	•Leichtigkeit (locker, kein Zwanzg) •Seele baumeln lassen •Erwartungen ausbalancieren
Erlernen der muskulären Entspannungsübung nach Jacobsen	- Volkshochschule, Kneipp-Verein - Infos einholen - Termine abgleichen (kein Zwang)	in der Gruppe, z.B. Lauftreff, und/oder mit einer Freundin	•Teilziele setzen •sich belohnen •auf den Körper hören
Mittelfristig regelmäßiger Saunabesuch			

5. Erfolgskontrolle

→ nach 3 Monaten:
siehe das zuvor unter *Erfolgskontrolle* Gesagte ... Bitte auf innere Widerstände achten. Bitte nicht zu bequem machen! Genau das, was »weh tut«, kann für dich das Richtige sein!

Nachbetrachtung:

Einfach, aber genial, wie ich meine ... »Na ja«, wirst du jetzt vielleicht denken, »da wäre ich auch so draufgekommen ...« Sicher?

Mag sein. Doch was geschrieben ist, wirkt nachhaltiger und besser. Ich kann z.B. den Handlungsplan »ins Reine« schreiben, ihn optisch aufpolieren und mir gut sichtbar irgendwo in die Wohnung hängen oder auf die Autoarmatur kleben – die Möglichkeiten sind vielfältig!

Gutes Gelingen beim Ausprobieren!

Sei ganz besonders nett zu dir selbst, zu wem sonst?
Roland R.

Wenn meine Erkältung reden könnte ...

Hast du dich nicht schon mal darüber gewundert, wie du einmal einer Erkältungs- oder Grippewelle trotzt und ein anderes Mal braucht nur einer zu niesen und schon schreist du »Hier«?

Hast du dich nicht manchmal auch darüber gewundert, gerade in einer Ruhephase, in einer entspannenden Situation, eine Panikattacke zu bekommen?

Oder du willst nach einer längeren Phase der Hektik und des Stresses im Beruf den Urlaub genießen und genau am ersten Urlaubstag kommt die Erkältung?

Nun – ich bin kein Arzt und maße mir auch nicht an, entsprechendes Fachwissen zu besitzen, doch es sei erlaubt, mir über diesen Umstand ein paar eigene Gedanken zu machen. Traut man einigen Fachautoritäten auf dem Gesundheitsgebiet und schaut etwas mehr nach den Hintergründen von Krankheit, so wird Folgendes augenscheinlich: Ich werde oft nur krank, wenn ich selbst die Ursachen hierzu setze und die innere Bereitschaft dazu besteht. Es scheint mir so zu sein, dass ich, wenn zu Zeiten stärkerer Stressbelastung mehr Adrenalin durch den Körper fließt, meine Krankheit immer wieder »verschiebe«, weil ich mir »momentan ja gar keine Krankheit leisten kann«. Dies mag zwar bei Erkältungen wirksam sein, doch Dauerstress und seine ständig nicht wahrgenommenen Warnsignale führen zwangsläufig in stärkere Formen von Krankheiten. Da ist der Schnupfen ja noch eine relativ milde Form und zudem eine körperliche Reinigung. Kaum jemand denkt an die Hintergründe seiner Erkrankung. Vielleicht hat der Verschnupfte die Nase voll, und mit dem Halskratzen will man sich andere Menschen vom Hals halten.

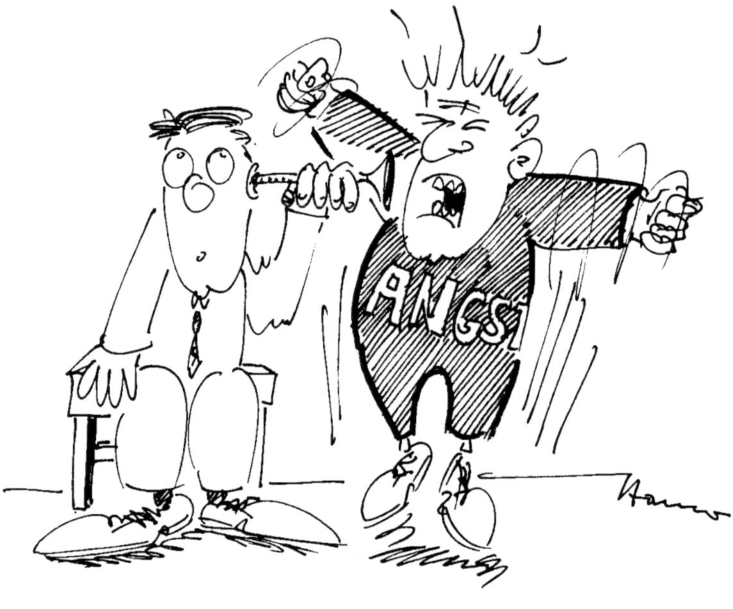

Warnsignale missachten

Zweifelsohne neigen viele in der Berufswelt stehenden Menschen dazu, ihre Krankheiten so zu »planen«, wie es ihre Termine zulassen. Das klappt aber nicht, zum Glück!

Wenn ich nun ständig in kurzen Abständen sich wiederholende Erkältungen habe, stimmt meist mit meinem Immunsystem, also mit meinem Abwehrverhalten, etwas nicht.

Es besteht ein Zusammenhang zwischen meiner psychischen Verfassung und meinem Immunsystem. Die Psyche schwächt sozusagen den Körper. Die zwangsläufige Folge: Krankheitserreger bekommen weniger Widerstand, nisten sich ein, der Mensch wird krank ...

Je besser meine psychische Gesundheit, desto besser auch meine Abwehrbereitschaft.

Es ist daher sinnvoll, auf einen gesunden Ausgleich zwischen Spannung und Entspannung zu achten. Ein Zustand ohne Spannung ist eher unrealistisch, denn die Anforderungen des täglichen Lebens und das Leben selbst sind »spannend« im doppelten Sinne. Am Bild eines einfachen Gummibandes: Wenn ein Gummiband schlaff ist, wird es spröde und rissig, wenn es stets gespannt ist, droht es zu zerreißen.

Eine Zuhörerin in meinem Vortrag formulierte es mal auf ihre Weise:

»Immer, wenn ich eine Erkältung bekomme und überlege dann mal, wie ich die letzten Wochen mit mir umgegangen bin, ergeben sich immer die gleichen Muster: Perfektionismus mit hohen Ansprüchen, Wut, Ärger, aber auch unterdrückte Aggressionen oder ständiges »sich unterbuttern« und zu scharfe Selbstkritik sind Raubbau am Körper, schwächen meinen Körper und lassen das Entstehen von Krankheiten zu.«

Ein sehr schönes und vor allen Dingen sehr anschauliches Beispiel, wie ich meine.

Also auch hier wieder: Sei ein bisschen netter zu dir selbst!

In diesem Kapitel wollte ich dich sensibilisieren, nur einmal in diese Richtung zu denken. Weiterführende Literatur findest du unter den Literaturempfehlungen, insbesondere »Heile deinen Körper« von Louise Hay und »Krankheit als Chance« von Dr. Rüdiger Dahlke und Thorwald Detlefsen.

Wäre das Wort »Danke« das einzige Gebet, das du je sprichst,
so würde es genügen.
MEISTER ECKHART

Hast du deinem Körper schon mal »Danke« gesagt? Was der Volksmund sagt ...

In einem gesunden Körper wohnt ein gesunder Geist! Oder verleiht nicht etwa ein gesunder Geist dem Körper Flügel? Na ja, egal! Ist wohl an beiden Feststellungen was dran ... Was ich meinem Körper zuführe, ist schon von großer Bedeutung. Und meist ist es ein »zu viel«, das ihn murren lässt: zu viel Fett, zu viel Alkohol, zu viel Zigaretten, zu viel Sport.

Die Dosis macht's eben ...

Aber habe ich meinem Körper schon mal »Danke« gesagt?

Habe ich meinem Körper schon mal »Danke« gesagt für seine »Laufleistung«? Ich vergesse zu oft, wie sehr meine Füße »da unten« mich tragen. Im (über-)tragen(d)en Sinn tragen sie mich nicht nur, sondern sie bringen mich im Leben auch vorwärts.

Ein Dank auch an meine Beine, Bänder, Sehnen, Knie und Muskeln, die mir einen festen Stand geben und mich vorangehen lassen.

Dank sei meiner Haut beschieden, die mich schützt, atmen und »in meiner Haut wohl fühlen« lässt.

Ein Dankeschön an mein Hinterteil, das mich entsorgt, loslassen und ausruhen lässt, an meine Genitalien, die Urin transportieren, Gifte und Abfall entsorgen, damit auch zum Loslassen beitragen, und die mir sexuelle Freude bereiten, ferner meine Fortpflanzung ermöglichen.

Danke an meine Nieren, die mich entgiften und mir bereitwillig zeigen, wenn mir etwas »an die Nieren geht«.

Danke an meinen Darm, der nicht nur Ballast transportiert; er lässt mich auch die »Dinge des Lebens« verdauen, weil er die Bausteine des Lebens transportiert.

Ein Dank an Leber, Bauchspeicheldrüse und Milz, die mich entgiften bzw. die Verdauung unterstützen und mir sagen, wenn mir eine »Laus über die Leber gelaufen« ist oder die Süße des Lebens nicht genug gelebt wird.

Meine Lunge lässt mich nicht nur atmen: sie gibt mir auch Raum, das Leben einzunehmen ...

Mein Herz, der unermüdliche Muskel, der mein Blut und damit mein Leben transportiert ... das nicht nur für mich schlägt, sondern auch der Hauptwohnsitz der Liebe ist; es gibt mir Liebe, lässt mich lieben, macht mich »herzlich«, lässt mir »das Herz bis zum Halse schlagen« ...

Mein Magen, der mir zeigt, wenn mir »etwas auf den Magen schlägt«, mir »etwas auf dem Magen liegt« und ich »Wut im Bauch« habe.

Danke an meine Speiseröhre, die mein Essen in den Magen transportiert, an meine Luftröhre, mit der ich den Sauerstoff aufnehme, danke an meinen Hals, der meinen Kopf trägt, der meinen Zorn nach außen zeigt (geschwollene Adern, »habe *ich* einen Hals«), mir aber andererseits neue Blickrichtungen errmöglicht.

Dank an meinen Kopf, der meine Sinne und meinen Geist beherbergt und mich nicht nur sehen, riechen, schmecken, tasten und fühlen lässt. Er warnt mich auch vor Menschen, die ich »nicht riechen« kann ... ich fühle, was mir gut tut.

Meine Zunge und mein Gaumen, meine Zähne, mein Mund und meine Lippen ermöglichen mir Nahrungsaufnahme, Geschmack und Kommunikation zugleich. Manchmal habe ich »Haare auf den Zähnen«, »nehme den Mund zu voll« oder »riskiere eine große Lippe« – all das gehört zu meinen Ausdrucksmöglichkeiten.

Meine Haare darf ich nicht vergessen, die mich schützen und mich attraktiv machen.

Danke an meine Arme, Hände und Finger, die mir ermöglichen, jemanden in den Arm zu nehmen und in den Arm genommen zu werden. Wie wichtig Hände und Finger für das tägliche Leben sind, merke ich meist dann, wenn ich mich nach einer etwaigen Verletzung ziemlich ungeschickt fühle. Oder ich kann jemanden »auf den Arm nehmen«.

Ein besonderer Dank an meine Knochen, meine Wirbelsäule und meine Rippen, die mich stützen und unterstützen, mich schützen, mich »aufrecht durch das Leben gehen« lassen und darauf hinweisen, wenn mir etwas »in den Knochen steckt«.

Und vielen Dank für die Teile des Körpers, die ich vergessen habe oder die ihren Dienst im Stillen tun: die Enzyme, Hormone, Bakterien und Abwehrkörper.

Außerdem möchte ich meinen Dank abrunden mit dem Blut, das die Bausteine des Lebens verteilt und mein Leben pulsieren lässt.

Du findest diesen Dank an den Körper übertrieben? Nein, Freunde, viel zu selten tun wir das. Ich danke nicht nur meinem Körper, ich danke dem Leben insgesamt für mein Dasein!

Noch ein Hinweis: Vorliegender Dank an den Körper kannst du als Meditation oder Entspannungsübung nutzen, etwa so:

- ruhige Musik auflegen nach eigenem Geschmack
- Augen schließen
- 5 x tief ein- und ausatmen
- obigen Text verinnerlichen (was gerade an Organen in den Sinn kommt ...)
- 3 x mit beiden Händen den Kopf wie ein Dreieck umschließen, über das Gesicht und den Hals die Hände lang-

sam über die Brust, den Bauch, die Beine bis zu den Füßen streichen lassen

- 3 x mit entgegengesetzten Armen die Schultern und Arme abstreifen
- abschließend je nach Gefühl die rechte Hand auf den Solar-Plexus und die linke Hand auf Leber und Galle (rechter Oberbauch unterhalb der Rippen) legen.
- eine Zeit lang den Nabel mit Kreisbewegungen (Uhrzeigersinn) streicheln
- Vorstellungskünstler könnten sich jetzt ihr Blut als wunderbaren Wasserfall, der in einen herrlichen See mündet, und ihr Herz als übermütig darin springende Fische vorstellen
- eine Zeit lang ruhig liegen, sich bei Bedarf zurücknehmen.
- nachher Hände ausschütteln, ggf. waschen

Vom Umgang mit Trauer und Tod

Vielleicht

Vielleicht,
wenn ich tot bin,
wird es mit einem Mal hell
und ich erwache im Paradies,
umgeben von Engeln
und allen verstorbenen Menschen
die ich kenne.
Vielleicht aber auch
wird es dunkel um mich
und ich schwebe und irre umher
in einem Nebel
und ich weiß nicht woher und wohin,
bis ich geführt werde
und begleitet auf meinem Weg.
Vielleicht aber auch
ist es mit einem Mal still
und ich weiß nichts und ich merke nichts
vom Leben und Tod
und liege gefühllos und zerfalle zu Staub.
Vielleicht aber auch,
wenn ich tot bin,
erwache ich nur
aus einem bösen Traum
und sehe endlich klar,
dass dieses ganze Leben
nur ein Zerrbild war.[12]

ULRICH KNOBLOCH

[12] Ulrich Knobloch, *Gedichte*. Bd. 1; Abdruck mit freundlicher Genehmigung des Autors

Ich habe lange gewartet, bis ich mich an dieses Thema rantraute. Ich habe es zigmal verschoben, ganz verworfen, andere vielleicht unwichtigere Ideen zuerst aufgeschrieben.

Dennoch wusste ich immer: der Tod ist ein zentrales Thema in meinem Leben und im Bereich der Angstbewältigung insgesamt.

Vielleicht sorgte die Angst dafür, mich (endlich) mit dem Tod zu beschäftigen. Vielleicht ...

In meiner Kindheit, Jugend und während meiner frühen 20er Jahre ignorierte ich den Tod als etwas, das nicht da war oder erst viel später kommen würde. Ich machte mir einfach keine Gedanken darüber. Wohl ging ich zu der einen oder anderen Beerdigung, aber es betraf ja nicht mich. Ich erlebte Trauer und Beerdigung eher als eine Art »Knigge« auf dem Friedhof: darf ich bei einer Beerdigung lachen oder freundlich schauen oder muss ich den Blick senken und bekümmert dreinschauen? Was ziehe ich an? Wie benehme ich mich? Was denken die Leute von mir? Muss ich der Familie mein Beileid ausdrücken, obwohl es sie gerade an diesem Tag eher belastet? Hoffentlich habe ich mich korrekt benommen, hoffentlich fällt niemand in das Grab oder nehme ich zu viel Sand auf die Schippe.

Was dabei zu kurz kam, war der Gedanke an den Verstorbenen ...

Aber wie gesagt: es war alles so fern! Wie viele junge Menschen las ich nicht die Todesannoncen in der Zeitung. Ich fühlte mich aufgrund meines jungen Alters absolut sicher, unantastbar. Mir konnte »so was« nicht passieren.

Den Tod sah und spürte ich auch beruflich, denn zur Arbeit der Polizei gehören sog. Todesermittlungssachen. Sei es durch tödliche Verkehrsunfälle, natürliche oder unnatürliche Sterbefälle, Arbeitsunfälle oder plötzliches Umfallen von Menschen mitten in der Öffentlichkeit.

Obwohl es mich ja offensichtlich nicht berührte (ein Irrtum), nahm ich diese Begegnung mit dem Tod ernst – ja, nahm manche tragischen Fälle »mit nach Hause«. Sie beschäftigten mich eine Weile auch privat. Meine erste wirkliche Begegnung mit dem Tod war dann ausgerechnet der Tod meines eigenen Kindes.

Ich war erst 27 Jahre alt und stand plötzlich da mit einer gefühlsmäßigen Lebenserfahrung, die der eines 50-Jährigen entsprach – und der ich nicht gewachsen war.

Ein sehr intimes Thema, zugegeben. Doch wer schreibt schon darüber? Viele haben das gleiche Gefühl und wissen nicht, wohin damit.

Die Trauer holte mich nach fast 13 Jahren wieder ein. Offensichtlich war diese Lebenserfahrung seelisch und geistig noch nicht abgeschlossen.

Niemand erzählt dir, wie du trauern kannst. Es ist deine persönliche Sache. Es gibt kein *richtig* oder *falsch*. Du selbst musst damit umgehen. Was nicht verarbeitet ist, kommt zwangsläufig durch die Hintertür wieder rein. Zum Glück: du hast damit die Chance, abzuschließen.

Mich erwischte es in positivem Sinne während meines Aufenthaltes in der Fachklinik in Norddeutschland, und zwar hauptsächlich in meinen Träumen. Ich verstand sie als Signal, das Thema Tod und Trauer zukünftig nicht mehr zu ignorieren, sondern mich damit zu beschäftigen.

Aus dieser Sicht bekommt die Angst, umzufallen, eine ernste Krankheit zu bekommen, zu sterben, einen Herzinfarkt zu erleiden einen etwas anderen Sinn.

Denn der Tod gehört zum Leben dazu, steht am Ende und ist unabänderlich. Doch ist er auch das Ende?

Viele Kulturen beweinen die Geburt und feiern den Tod als Eintritt in ein neues Leben.

Ich begann mich mit Literatur zu beschäftigen, insbesondere mit dem Buch »Das Rad des Lebens« von Elisabeth Kübler-Ross. Das Buch beschreibt das Leben der engagierten Sterbeforscherin aus der Schweiz und gibt tiefe Einblicke in ihre Arbeit mit Sterbenden. Ferner las ich »Das Tibetische Buch vom Leben und Sterben« von Sogyal Rinpoche, übrigens ein äußerst positives, lebensbejahendes Buch.

Ich erfuhr dadurch, wie sehr die Menschen den Tod fürchten. Doch sie fürchten nicht eigentlich den Tod, sondern das Sterben. Und manchmal ist die Angst vor dem Tod die Angst vor dem Leben ...

Ich habe für mich persönlich inzwischen die feste Überzeugung gewonnen: der Tod ist nicht das Ende! Ich glaube fest an mehrere Leben. Wir sind auf der Erde (oder sonst wo), um unsere Seele und unseren Geist zu vervollkommnen, um zu lernen. Alle Probleme, denen ich mich in meinem Leben ausgesetzt fühle, haben einen Sinn. Problemen, vor denen ich weglaufe, begegne ich erneut, sei es in veränderten Situationen, sei es in anderen Personen ...

Immer dann, wenn ich eine neue Lektion lernen möchte, kehre ich zurück auf die Bühne des Lebens. Beim Computerspiel heißt das übrigens »Level« und kennzeichnet eine überwundene Schwierigkeitsstufe.

Beweise habe ich nicht, nur meinen Glauben. Aber gibt es einen Gegenbeweis?

Die Beschäftigung mit dem Tod hat mir nicht meine ganze Angst genommen, mir aber bessere und beruhigendere Sichtweisen gegeben.

Auf jeden Fall hat die Auseinandersetzung mit diesem Tabuthema einen günstigen Einfluss auf meine Angstbewältigung gehabt. Ich bleibe dabei: Angst hat viel mit der Angst vor dem Tod zu tun.

Nur wer zu Lebzeiten den Tod akzeptiert, kann richtig leben. Eine weise Erkenntnis. Und ein Hinweis, jeden Tag neu und intensiv zu erleben.

Und du? Wie gehst du mit diesem Thema um?

Tipps zur erfolgreichen Angstbewältigung

Die folgenden Tipps habe ich als Orientierungshilfe zusammenfassend an den Schluss des Buches gestellt. Sie fassen auch zusammen, was dir die Angst bei dem Interview geraten hat. Nimm sie als Beispiele ...

1. Nimm fachliche Hilfe an und betrachte es nicht als beschämend in deiner Situation, dir helfen zu lassen.
2. Akzeptiere zunächst die Angst. Sie ist nicht ohne Grund da. Laufe nicht davon! Stell dich der Angst! Vermeidungen verschlimmern.
3. Angst hat eine Funktion. Betrachte sie als eine Freundin, die dir wertvolle Anregungen und Hilfestellungen geben kann. Stell dir vor, die Angst sitzt dir auf einem Stuhl gegenüber und du hörst zu, was sie dir zu sagen hat.
4. Üben, Üben, Üben! Übe täglich und mache kleine »Mutproben«. Sie geben dir Sicherheit und machen dir irgendwann sogar Spaß.
5. Arbeite an deiner Gedankenwelt und setze STOPP-Sätze ein, wenn du dich beim überwiegend negativen Denken erwischst. Achte auf deine Sprache: *Was spreche ich aus? Wie würde das für mich klingen, würde ich es von einem Tonträger abspielen?*
6. Verändere etwas an deinem Ich-Bild. Selbstbewusstsein, Selbstwertgefühl und Selbstsicherheit kannst du dir erarbeiten. Fange klein an, z.B. im Restaurant, beim Umtausch, in der Metzgerei, »wenn's mal wieder etwas mehr sein darf« usw.
7. Habe Geduld! Angst ist ein Gefühl und »hängt« oft nach. Selbst wenn du bereits veränderte Verhaltensweisen an

den Tag legst: die Angst verschwindet oft so langsam, wie sie gekommen ist.

8. Gute Beziehungen wirken Wunder. Pflege sie! Nie war eine gute Freundin / ein guter Freund so wertvoll wie heute!

9. Sei nett zu dir selbst! Dann erst kannst du auch zu anderen nett sein. Das innere Lächeln dringt nach außen. Du strahlst und hast somit »Ausstrahlung«.

10. Quittiere das Murren des Umfeldes über deine veränderten Verhaltensweisen mit einem »wissenden Lächeln«, und lasse dich nicht beirren.
    Und wenn dir jemand weismachen will, du hättest dich zu deinem Nachteil verändert, kannst du es auch als Kompliment sehen.

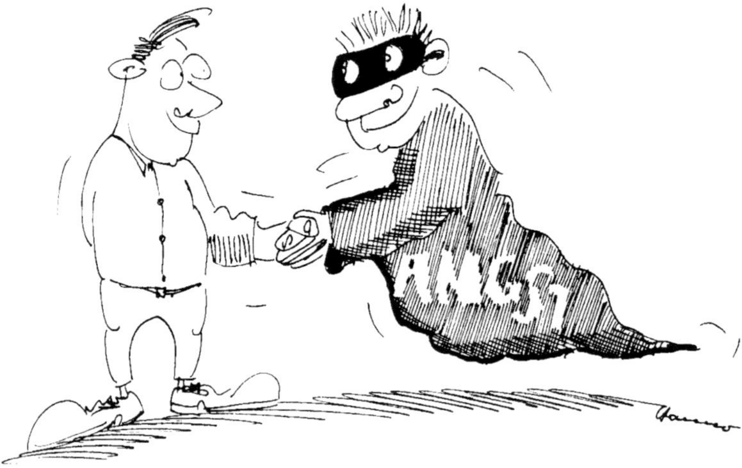

Danke, Angst . . .

»Danke, Angst, dass du bei mir warst ...«

Bleibt mir noch (fast) am Schluss ein persönliches »Danke« an die Angst zu sagen: »Danke, dass du da warst!«

Wenn ich die letzten 8 Jahre aus dem positiven Blickwinkel betrachte, hat sie mir Folgendes ermöglicht:

- Bestandsaufnahme meines Lebens: »Will ich so weiterleben?«
- Neubesinnung
- Besserer Umgang mit mir selbst
- Neue Einstellungen, die mich flexibler werden ließen
- Bessere, ehrlichere Beziehungen und Freunde
- Echtheit
- Verbesserung der Lebensqualität
- Freude am Leben.

Das Rad, das am lautesten quietscht, wird am ehesten geölt.

JOSH BILLINGS

Hier gibt es Hilfe

Ich habe die folgenden Adressen und Bücher mit Bedacht ausgewählt, nämlich solche, mit denen ich mich intensiv beschäftigt habe und die ich persönlich empfehlen kann. Mit Sicherheit gibt es aber noch mehrere gute Homepages oder andere wichtige Adressen, die Hilfe vermitteln.

Suchen und finden ...

www.nakos.de
= eine Datenbank des ZDF, aus der du erfährst, wo du dich Selbsthilfegruppen in deiner Nähe anschließen kannst.
Pfad: Datenbank / Rote Adressen / Bundesland / Stadt / Beratungsstelle
Tipp: in NRW www.angsthilfenetz.de

www.panik-attacken.de
= Homepage der DASH (Deutsche Angstselbsthilfe) in München mit vielen Infos und praktischen Tipps.
Empfehlenswert ist auch die Quartalszeitschrift der DASH. Sie gibt wertvolle Informationen, Tipps und Hintergründe zu einem günstigen Preis (siehe bei »Literaturempfehlungen«).

www.polizeieinsatzstress.de
= eine halb offene Seite zum Thema PTBS (posttraumatische Belastungsstörung) mit vielen offenen, ehrlichen und wichtigen Informationen.

www.doriswolf.de
= die Homepage der bekannten Therapeutin und Autorin (PAL-Verlag) mit vielen Tipps und Tests (siehe auch bei »Literaturempfehlungen«).

www.angstnetz.de
= eine private Homepage mit vielen Informationen und Tipps – wirklich empfehlenswert. Ein dickes LOB!!!

www.tagesform.com
= eine nette Seite zum Thema Biorhythmus

www.astrid-krueger-panik.de
= sehr informative Homepage

Noch ein Tipp

Die meisten Städte, in denen du psychosomatische Kliniken findest, weisen auf die Homepages ihrer Heilstätten hin.
Nur als Beispiel sei hier die Psychosomatische Fachklinik Bad Pyrmont genannt.

direkt: www.ahg.de/pyrmont oder
über Suchmaschine auf die Seite von Bad Pyrmont / Gesundheit / Kliniken / Psychosomatische Fachklinik

Die meisten Kliniken haben eine Homepage, die in der Regel gut – vor allen Dingen über ihre Behandlungsmöglichkeiten und Behandlungsphilosophie – informiert.

Zum Abschluss wie geschaffen:
»Sei zärtlicher zu dir selber«

Sich mit sich selbst versöhnen heißt: Frieden stiften mit mir selbst, einverstanden sein mit mir, so, wie ich geworden bin.

.....

Den Streit schlichten zwischen den verschiedenen Bedürfnissen und Wünschen, die mich hin und her zerren.

.....

Die Spaltung aufheben, die sich in mir auftut zwischen meinem Idealbild und meiner Realität.

.....

Die aufgebrachte Seele beruhigen, die sich immer wieder auflehnt gegen meine Wirklichkeit.

.....

Und es heißt, das küssen, was mir so schwer fällt,
meine Fehler und Schwächen küssen,
zärtlich umgehen mit mir selbst, gerade mit dem,
was meinem Idealbild widerspricht.[13]

.....

ANSELM GRÜN

[13] Aus: *Das kleine Buch vom wahren Glück.* Abdruck mit freundlicher Genehmigung von Pater Anselm Grün / © Herder-Verlag

Ein Indianer sitzt am See und angelt. »Die Weißen wollen, dass ich arbeite, damit ich spare und mir etwas leisten kann. Ich solle mir dann ein Auto kaufen, hinausfahren in die Berge und die Natur genießen, an einem See angeln ... Dabei sitze ich doch schon hier am See und angele.«

KANADISCHER INDIANER

Literaturempfehlungen und Quellennachweis

Currie, Ian: Niemand stirbt für alle Zeit. Orbis-Verlag

Dahlke, Rüdiger / Detlefsen, Thorwald: Krankheit als Weg. Heyne-Verlag

daz – Deutsche Angst-Zeitschrift
bisher 32 Hefte, ca. 26 Seiten, zu sehr interessanten Themen wie Angst, Depression, Borderline-Störung, PTBS, Zwänge usw.
erscheint 4x jährlich; zu bestellen bei:
DASH – Deutsche Angstselbsthilfe München
Bayernstraße 77a, 80335 München,
Tel. 089/515553-15; angst-zeitschrift.de

Georg, Josef: Das Gebet. Books on Demand, Norderstedt

Grün, Anselm: Das kleine Buch vom wahren Glück. Herder-Verlag

Hay, Louise L.: Heile Deinen Körper. Alf Lüchow Verlag

Indianerweisheiten
arsEdition, München

Kübler-Ross, Elisabeth: Das Rad des Lebens. Droemer-Knaur-Verlag

Lebensfreudekalender 2004 / 2005. PAL-Verlag

Millmann, Dan: Die Rückkehr des friedvollen Kriegers. Heyne-Verlag

Mills, Billy / Sparks, Nicholas: Wokini oder die Suche nach dem verborgenen Glück. Heyne-Verlag

Rinpoche, Sogyal: Das Tibetische Buch vom Leben und vom Sterben Otto Wilhelm Barth Verlag

Watzlawick, Paul: Anleitung zum Unglücklichsein. Piper-Verlag

Wolf, Doris: Ängste verstehen und überwinden. PAL-Verlag

Wolf, Doris: Gefühle verstehen, Probleme bewältigen. PAL-Verlag

Bisher vom Autor erschienen

BUCH

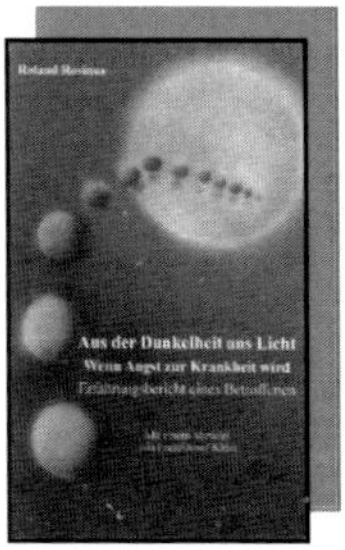

Aus der Dunkelheit ans Licht
Wenn Angst zur Krankheit wird
Norderstedt 2001
ISBN 3-8311-0582-0
137 Seiten
12.70 € inkl. Verpackung und Versand

ENTSPANNUNGS-CD

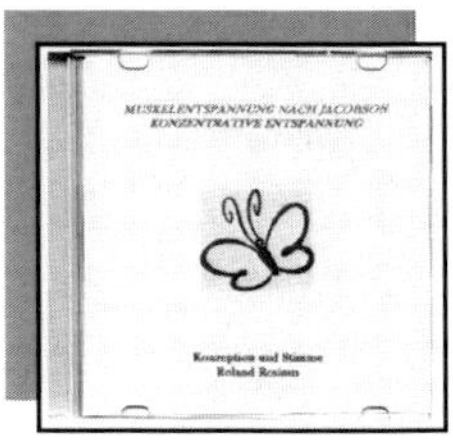

Die Entspannungs-CD liegt vor als
Muskelentspannung nach Jacobson und
Konzentrative Entspannung
Spieldauer insgesamt: 62 Minuten
10 € inkl.Verpackung und Versand

MEINE VORTRÄGE

Seit 4 Jahren halte ich gut besuchte Vorträge in Volkshochschulen, Buchhandlungen, Kliniken, Selbsthilfegruppen, Lehrergewerkschaften, Suchtorganisationen usw. Bisher habe ich bereits über 3000 Zuhörer in vielen Städten Deutschlands erreicht.

Die Vorträge sprechen sowohl Betroffene als auch deren Angehörige und Freunde an, ferner Interessierte oder solche, die am Anfang einer Erkrankung stehen und präventiv entgegenwirken möchten.
Vorträge auf Anfrage.

KONTAKT / CD-UND BUCHBESTELLUNG

Roland Rosinus
Hochstraße 91
66386 St. Ingbert
rorosinus@aol.com oder über Homepage

HOMEPAGE
rolandrosinus.de